# A lua de Alice

uma história sobre a primeira
menstruação e os ciclos femininos

CAROL PETROLINI

# A lua de Alice
## uma história sobre a primeira menstruação e os ciclos femininos

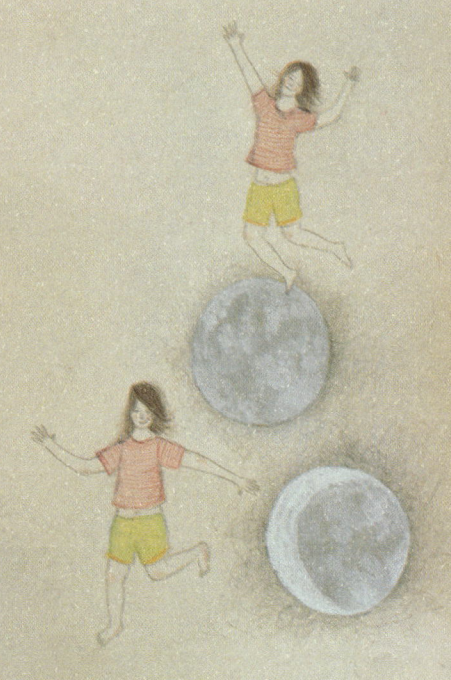

1ª edição
4ª reimpressão

Ilustrações
LAURA BARBEIRO

CORTEZ
Editora

© 2020 texto Carol Petrolini
ilustrações Laura Barbeiro

**© Direitos de publicação**
**CORTEZ EDITORA**
Rua Monte Alegre, 1074 – Perdizes
05014-001 – São Paulo – SP
Tel.: (11) 3864-0111 Fax: (11) 3864-4290
cortez@cortezeditora.com.br
www.cortezeditora.com.br

Direção
*José Xavier Cortez*

Editor
*Amir Piedade*

Preparação
*Dulce S. Seabra*

Revisão
*Alexandre Ricardo da Cunha*
*Gabriel Maretti*
*Rodrigo da Silva Lima*
*Tatiana Y. Tanaka*

Edição de Arte
*Mauricio Rindeika Seolin*

*Obra em conformidade ao*
*Novo Acordo Ortográfico da Língua Portuguesa*

Dados Internacionais de Catalogação na Publicação (CIP)
(Câmara Brasileira do Livro, SP, Brasil)

---

Petrolini, Carol
  A lua de Alice: uma história sobre a primeira menstruação e os ciclos femininos / Carol Petrolini; ilustração Laura Barbeiro. – 1. ed. – São Paulo : Cortez Editora, 2020.

  ISBN 978-65-5555-030-6

  1. Puberdade – Literatura infantojuvenil I. Barbeiro, Laura. II. Título.

20-46162                                              CDD-028.5

---

Índices para catálogo sistemático:

1. Puberdade: Meninas: Literatura infantojuvenil  028.5

Aline Graziele Benitez - Bibliotecária – CRB-1/3129

Impresso no Brasil – julho de 2025

*À minha filha,
que me inspirou a reencontrar o Feminino
com um novo olhar;
à minha mãe querida,
que estará sempre em mim, lembrando
que podemos ser fortes e ternas ao mesmo tempo;
às mulheres que me antecederam
na linha da vida, minhas bisavós,
avós e tias, elos de uma mesma corrente;
às meninas que se deparam com as mudanças
dos ciclos femininos, diante da primeira e
demais menstruações: este livro é para vocês;
aos meninos que tenham interesse e coragem para
compreender melhor as mulheres ao seu redor.*
Carol Petrolini

*Meninas-mulheres-anciãs,
que compartilharam comigo
sua sabedoria quando precisei,
minha história se constitui
a partir da história de vocês.*
Laura Barbeiro

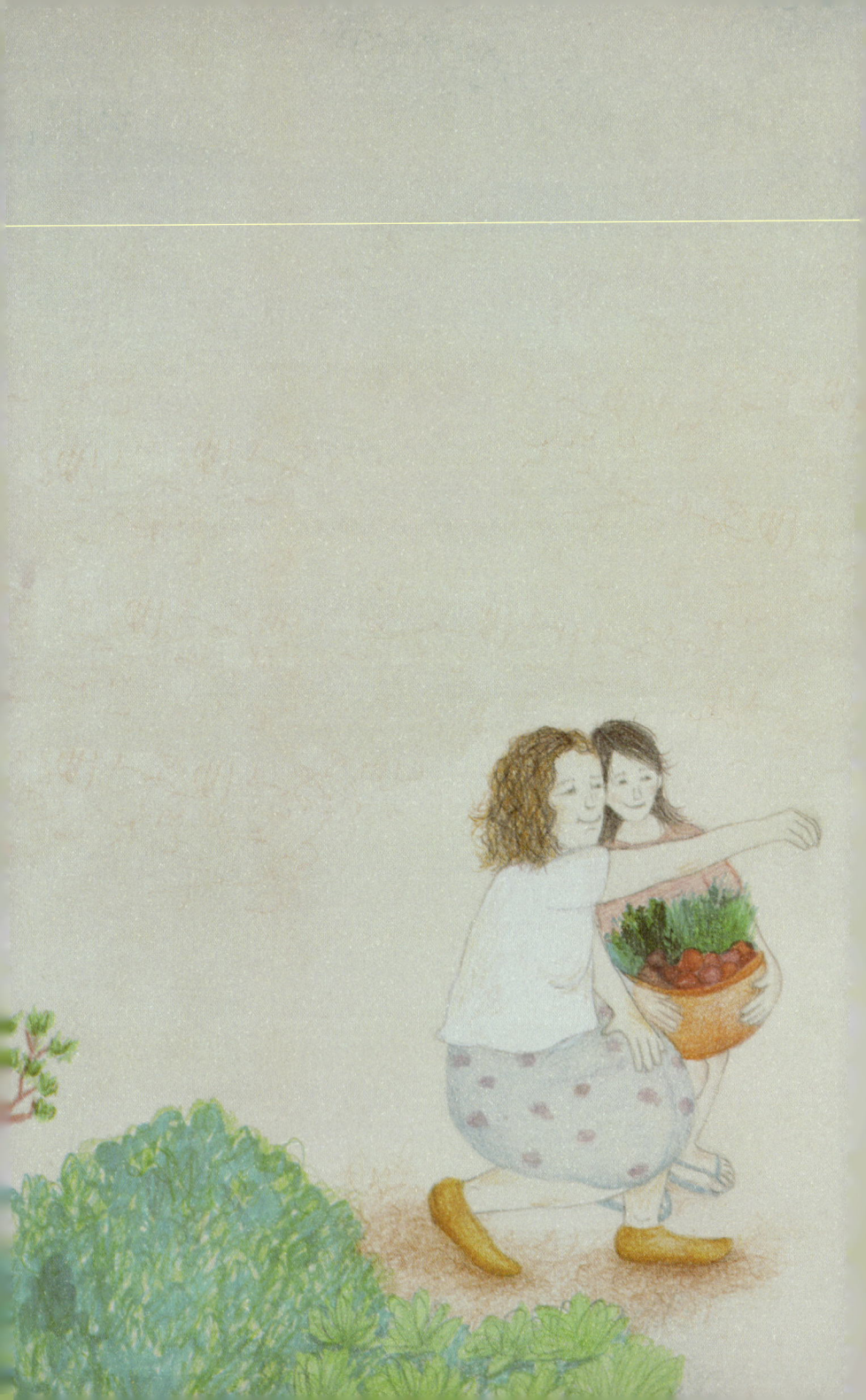

*Nas histórias, a dupla da (mulher) mais nova e da mais velha juntas assume a missão de dar muitas bênçãos necessárias uma à outra para seguir adiante, sair-se bem, ser corajosa e audaz e levar o tipo de vida na qual as almas são bem nutridas.*

*Por que os atributos da mulher sábia são, além disso, tão importantes para as jovens? E por que a sabedoria e a energia das jovens são tão importantes para as mais velhas? Juntas, elas simbolizam dois aspectos essenciais encontrados na psique de cada mulher. Pois a alma de uma mulher é mais velha que o tempo, e seu espírito é eternamente jovem... sendo que a união desses dois compõe o "ser jovem enquanto velha e velha enquanto jovem".*

Clarissa Pinkola Estés, *A ciranda das mulheres sábias*

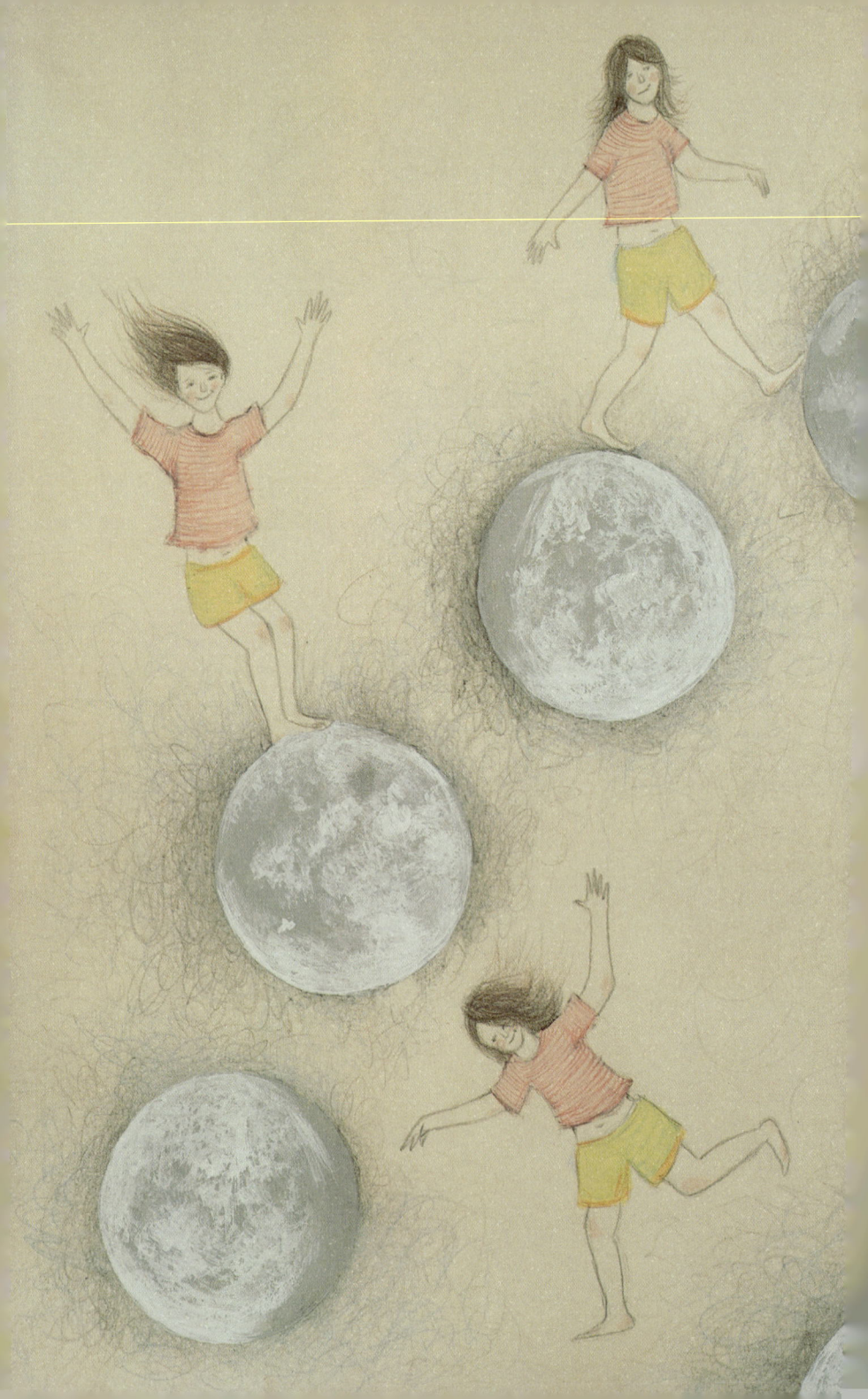

## Sumário

**1**
A chegada da minha "lua", 10

**2**
Tenho ciclos como a natureza, 15

**3**
Tudo isso acontecendo dentro de mim?, 22

**4**
Descobrindo minhas fases, 28

**5**
Sou várias mulheres em uma, 35

**6**
Círculo de mulheres, 44

**7**
Tempo de recolher, tempo de renovar:
o sangue da menstruação, 48

**8**
Encontros, 55

Agradecimentos especiais, 64

Capítulo **1**

## A chegada da minha "lua"

Alice podia sentir o cheiro do café que a avó acabava de fazer. Ouvia os sons conhecidos e acolhedores da casa: os bem-te-vis na goiabeira do quintal, as folhas de jasmim raspando na janela do quarto, a voz da avó conversando com o gato Teo na cozinha.

A menina se espreguiçou mais uma vez na cama. Fazia tempo que não vinha passar o fim de semana na casa de dona Lucila. Havia se esquecido de como era bom acordar ali. Sorriu ao olhar em volta. A avó tinha montado aquele quarto para ela desde que era muito pequena, e agora ele tinha se tornado meio que um museu de sua infância. Cada objeto ali no quarto – a boneca de cabelo cortado torto, os desenhos colados ao lado da cama, o quebra-cabeça faltando peças, a cidade de Lego, as Barbies e Pollys, os jogos empilhados no canto, o par de patins, a bola de futebol descascada e até as marcas de mãos na parede – lembrava-a de momentos de sua vida.

Na casa dos pais, a decoração do quarto de Alice já havia sido atualizada, ganhando cores e objetos que supostamente combinavam mais com sua idade atual: 12 anos. Praticamente uma adolescente, como a mãe costumava dizer.

Mas Alice sentia o coração aquecer quando acordava no quarto da casa da avó Lucila. Era como se, por um breve instante, revivesse a criança que foi e que, de certa forma, ainda existia dentro dela. "Não me entendam mal", pensou. Ela adorava o quarto moderno na casa dos pais, a rapidez da internet de lá, as conversas ao vivo e virtuais com as amigas e os *crushes* da escola. Só que ali, na casa da avó, o tempo parecia ir mais devagar. De repente, ela não precisava mais ter tanta pressa de fazer tudo ao mesmo tempo. Essa era a magia da casa de dona Lucila.

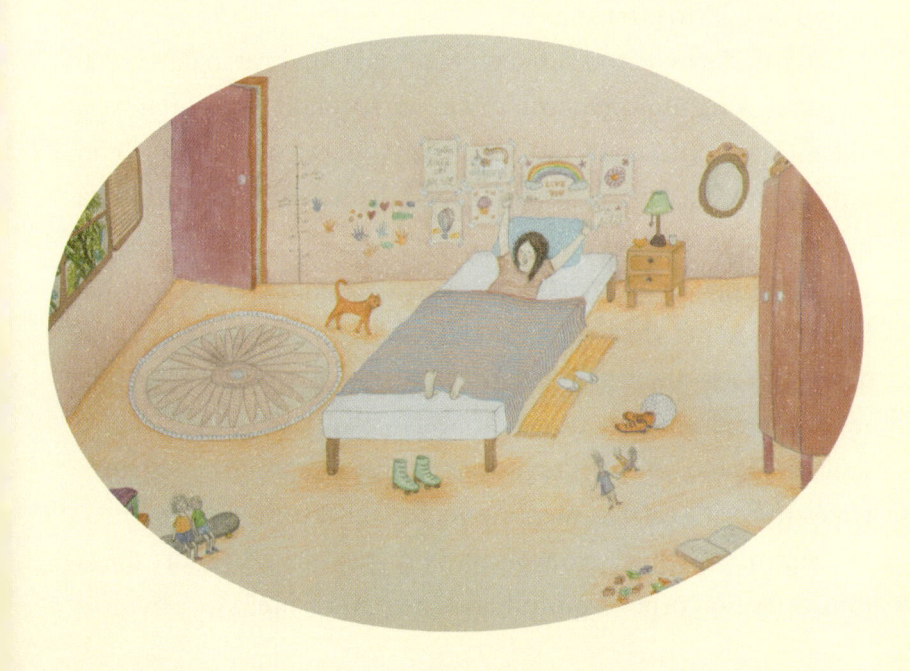

Naquele quarto cheio de memórias, Alice podia reencontrar dentro de si a garotinha de rabo de cavalo que ela foi um dia e que tanto gostava de brincar, de criar, de imaginar. A mesma garotinha que, com o passar dos anos, sem que ela própria percebesse, foi diminuindo suas visitas à casa da avó. Nos últimos tempos, quando ia ver dona Lucila, era sempre com pressa, sem se deixar ficar...

Mas não desta vez. Quando a avó telefonou e a convidou para passar o fim de semana, algo dentro de Alice se agitou. Ela pensou que talvez aquela menina de rabo de cavalo ainda estivesse planejando algo. E sorriu.

O gato Teo empurrou uma fresta da porta e entrou, desfilando pelo quarto e miando, como que convidando-a para o dia. A menina sentou-se na cama. Sentiu-se estranha por um momento. Percebeu que uma leve pressão na parte inferior das costas a incomodava e um certo calor na barriga, abaixo do umbigo. Alice se deu conta de que já vinha sentindo algo parecido nos dias anteriores, mas não tinha dado atenção. Levantou-se e foi ao banheiro do quarto fazer xixi.

Ao se limpar, parou subitamente: havia um borrão de sangue no papel. A menina demorou um longo segundo para entender o que estava acontecendo, até que o pensamento se formou como um raio em sua cabeça: aquele temido dia havia chegado. Era sua primeira menstruação!

– Não, não, comigo não, agora não... – resmungou em voz alta. Lembrava-se das duas amigas que já haviam menstruado antes dela e que contaram a "tortura" mensal: ter de usar uns absorventes desajeitados, sentir coisas estranhas, como cólicas, ver aquele sangue saindo... As palavras que as amigas usaram para descrever ecoavam na sua cabeça: medo, nojo, desconforto, dor.

Sua mãe já havia conversado a respeito e explicado como funcionava o corpo das mulheres, mas Alice preferiu acreditar que aquilo não aconteceria com ela tão cedo e que só pensaria no assunto quando chegasse a hora. Pois bem, parece que a hora havia chegado.

Alice respirou fundo. Lembrou que tinha um pacote daqueles protetores diários de calcinha na mochila. Correu até o quarto e voltou com dois deles. Limpou-se e colocou os protetores na calcinha.

"Isso deve aguentar por enquanto", pensou. Vestiu-se e saiu do banheiro à procura de dona Lucila. "A vovó vai saber o que fazer."

Encontrou a avó na cozinha, em pé com o telefone celular na mão, tentando decifrar o aplicativo de músicas que havia instalado na véspera. Ela sorriu ao ver Alice e tirou os óculos.

– Bom dia, Alice – beijou o cabelo da neta. – Não consigo encontrar aquela lista de músicas que criamos ontem nesse aplicativo. Talvez você possa me ajudar depois do café – comentou ela, enquanto apontava com a cabeça o bolo quentinho de laranja sobre a mesa.

– Vovó, aconteceu uma coisa horrível – disse Alice, olhando para baixo.

Dona Lucila deixou o celular sobre a mesa e olhou Alice nos olhos.

– O que foi, minha querida?

– Aquela coisa aconteceu comigo, sabe, fui fazer xixi e o papel saiu sujo de sangue, vovó... Acho que fiquei menstruada – sussurrou a menina, deixando cair os ombros pesados. Ela não conseguia olhar para a avó.

Dona Lucila puxou a neta para si, em um abraço que Alice conhecia bem e que sempre a fazia se sentir segura e amada.

– Pronto, pronto. Venha cá, minha querida, vamos sentar um instante no jardim.

A avó a levou até as poltronas acolchoadas que ficavam no caramanchão, sob a sombra do pé de maracujá que ali se enroscava e florescia. Alice se encolheu ao sentir a brisa gelada da manhã, mas logo dona Lucila retornou trazendo uma caneca de leite quente com chocolate, o preferido da neta, e uma manta, que colocou no colo da menina.

– Agora, sim, podemos começar – disse a avó.

Capítulo **2**

# Tenho ciclos como a natureza

As duas ficaram olhando por alguns minutos para o jardim tão querido da avó. Havia roseiras de vermelho vivo, azaleias, primaveras com flores penduradas em cachos, duas jabuticabeiras antigas, folhagens de variados tipos, moitas de capim-cidreira, hortelã, alecrim e manjericão, das quais dona Lucila colhia aromas e sabores. A avó sempre tinha um chá quente ou gelado apropriado para cada situação. E no canto esquerdo do jardim, a pequena horta, com alguns legumes e hortaliças fresquinhas.

Apesar dos seus 65 anos, a avó não parecia velha para Alice. Dona Lucila tinha os cabelos ondulados, castanhos e prateados, na altura dos ombros, que reluziam ao sol. Gostava de roupas leves e confortáveis e, naquele dia, usava uma saia florida e blusa branca.

E o mais importante, a avó parecia sempre saber o que dizer, até nos momentos em que era melhor não dizer nada. Alice confiava que agora não seria diferente.

– Sabe, Alice, quase tudo à nossa volta funciona em ciclos. As estações do ano, por exemplo, primavera, verão, outono e inverno, formam um ciclo que se repete. A natureza é um constante ciclo de vida-morte-vida. Os seres vivos nascem, crescem, vivem a plenitude da vida e por fim morrem, voltam à terra, à Mãe-Terra, como alguns dizem, e depois dali brotam outros seres vivos.

Alice olhou surpresa e pensou que a avó estivesse ficando confusa. O que aquela história de ciclo de vida-morte-vida tinha a ver com o que acabara de acontecer com ela?

Após uma pausa em que parecia reunir as palavras para aquele momento, dona Lucila continuou:

– Deixe-me contar uma história pra você, Alice. Milhares de anos atrás, numa época em que não existiam cidades como as de hoje, as pessoas viviam mais em contato com a natureza. Todo mundo morava em campos e florestas. As mulheres faziam muitas atividades juntas, como preparar alimentos, cuidar dos filhos, tecer, cantar, enquanto os homens cuidavam de outras funções, como a caça e a defesa da comunidade. Tente imaginar, Alice, as mulheres daquele tempo convivendo próximas e em contato com a natureza. Não havia luz elétrica. A noite era iluminada pela luz da lua ou do fogo. Não havia televisão nem celular. As pessoas conversavam o tempo todo, cantavam, contavam histórias passadas de gerações em gerações.

A avó continuava olhando ao longe no jardim, como se visualizasse a cena que acabava de descrever.

– O termo "menstruação" vem da palavra "mês", que em latim também significa "lua". Você já deve ter percebido que a lua tem seu ciclo a cada mês, ou melhor, a cada 28 dias.

– Sim, vovó, no calendário do mês aparecem lá as fases da lua, né, acho que lua nova, lua crescente, lua cheia e lua minguante...

Capítulo 2 – Tenho ciclos como a natureza   17

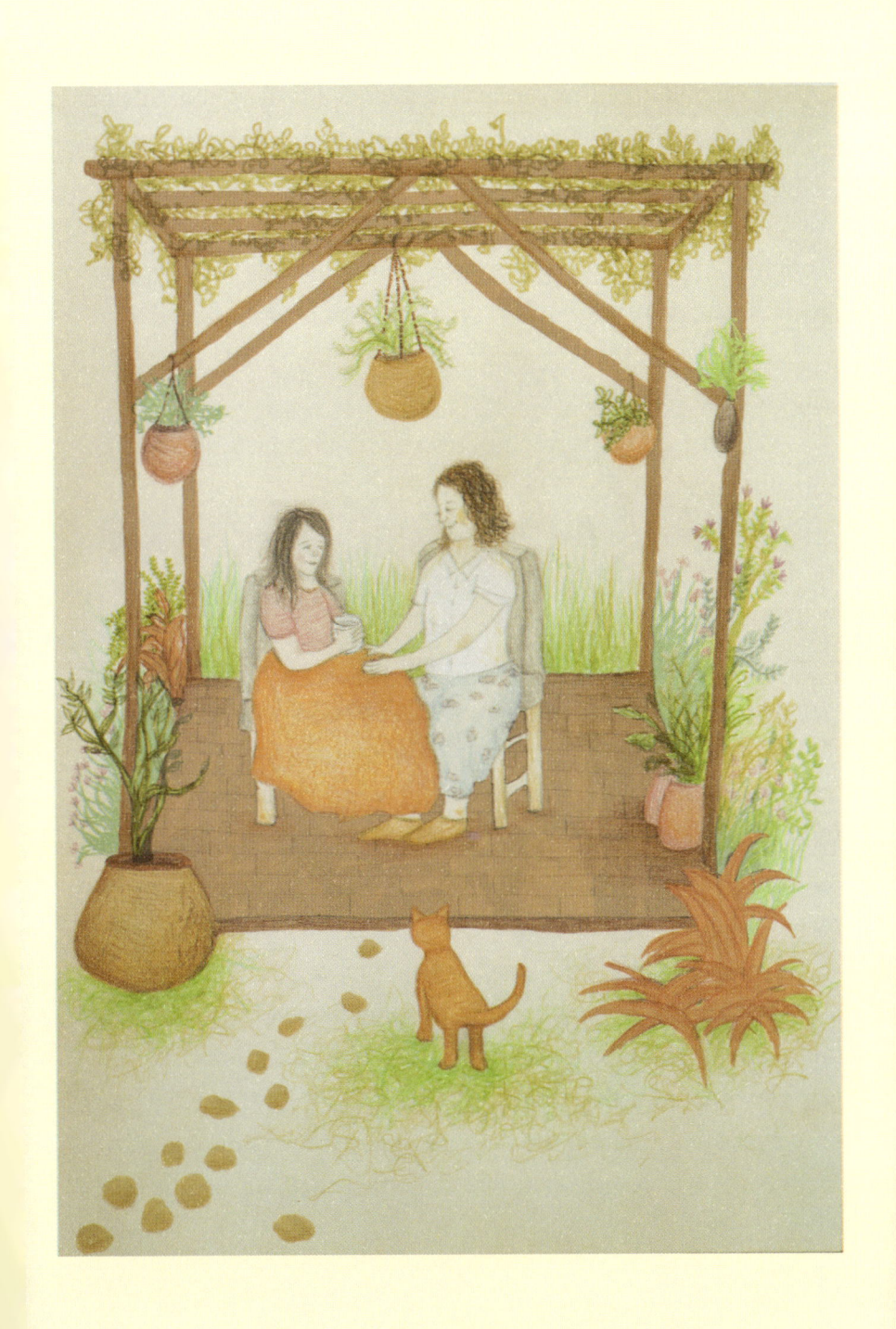

– Exatamente, Alice, essas são as fases da lua. E assim também somos nós, mulheres. Nosso corpo e nossa mente passam por um ciclo todos os meses. Nos tempos antigos, quando acontecia a primeira menstruação, dizia-se que a lua da menina havia chegado. Contam ainda que, naquela época, as mulheres de uma mesma "tribo" menstruavam juntas, no mesmo período do mês, e, durante os dias de sua "lua", elas se recolhiam em uma tenda vermelha, onde só entravam mulheres.

Alice começou a achar interessante aquela história, mesmo sem entendê-la direito ainda.

– Sério, vó? Que estranho... Mas elas tinham que ficar lá, presas todos os dias da menstruação, sem fazer nada?

Dona Lucila sorriu:

– Não, Alice, elas não se sentiam presas. Pelo contrário, era um período especial, esperado por elas, quando podiam estar juntas, compartilhando histórias e sabedorias sobre o que significava ser mulher para cada uma. Partilhavam experiências e conversavam sobre tudo: a vida, a relação com os homens, a criação dos filhos, os ritmos da natureza, os saberes sobre gravidez, parto, amamentação, preparo de receitas e chás medicinais, que iam passando de avós para mães, filhas e netas, e assim por diante. Elas contavam histórias, teciam, se dedicavam às artes de que mais gostavam, compartilhavam sonhos. Era um momento respeitado por todos da comunidade, inclusive pelos homens. E as meninas aguardavam o dia em que poderiam finalmente participar da tenda das mulheres. Ali, as meninas podiam amadurecer em equilíbrio com sua natureza.

A avó sorriu e fitou a neta.

– O que aconteceu com você hoje, Alice, a chegada de sua "lua", de sua primeira menstruação, não é motivo de tristeza nem de medo. É um momento belo, simbólico, que mostra que você faz parte desse círculo da vida, da ciranda de mulheres que vieram antes de você: sua mãe, avós, bisavós, tataravós e todas antes delas, gerações e gerações de mulheres, nossas ancestrais.

Aquelas imagens descritas pela avó foram passando pela cabeça de Alice. Era tão difícil imaginar um mundo assim, em que as mulheres podiam parar o que estavam fazendo e ficar um tempo juntas, só compartilhando, convivendo. A menina percebeu o quanto era difícil ela própria passar um tempo com a mãe ou com a avó, pois estava sempre apressada, cheia de compromissos e mais compromissos.

– O tempo passou e o mundo foi mudando, Alice. O desenvolvimento trouxe mais conforto, conhecimento científico, tecnologia. A modernidade chegou. Já não temos que nos preocupar em caçar nosso almoço nem nos defender de animais selvagens como no passado – dona Lucila riu –, mas algumas coisas importantes se perderam ao longo desse tempo. Na história da Humanidade, muitas mulheres foram perseguidas por tentarem viver de acordo com sua natureza. Em um outro dia podemos estudar isso juntas. O que quero dizer agora é que tudo isso deixou marcas em nossas ancestrais, com consequências até hoje. Nos últimos séculos, as mulheres têm lutado muito para serem respeitadas, para terem voz.

– Elas lutaram para ter os mesmos direitos que os homens, né, vó? Poder votar, trabalhar fora. Já estudei um pouco sobre o movimento feminista na escola.

– Sim, Alice, o feminismo tem sido importante na luta pelos direitos das mulheres, para que elas possam fazer suas próprias escolhas e serem respeitadas, qualquer que seja sua decisão, em determinado momento da sua vida. Por exemplo, há mulheres que querem ter uma profissão e trabalhar fora, outras preferem cuidar dos filhos e da casa. Mas é importante lembrar que nem todas podem fazer esse tipo de escolha, pois isso também depende das condições de vida de cada uma.

Dona Lucila continuou:

– Para algumas mulheres, a realização vem principalmente do trabalho, de suas produções, enquanto outras querem se dedicar às suas famílias, permanecendo em casa. E vejo que muitas desejam conciliar as duas áreas, profissão e família, sem se sentirem tão cansadas ou culpadas por isso.

Alice ficou pensando nas mulheres com quem convivia. A mãe, as amigas da escola, as professoras, as mães das colegas, dona Elza, que trabalhava em sua casa desde que Alice era bebê. De tudo o que faziam em seu cotidiano, o que realmente tinha significado para cada uma? O que será que fazia essas mulheres felizes? De repente, pensou em si mesma: o que mais a deixava feliz? Voltaria a pensar sobre isso com mais atenção.

Mas, por enquanto, tentava entender aonde a avó queria chegar.

– Vó, mas o que tudo isso tem a ver com a menstruação?

– É que em algum ponto dessa história e das mudanças culturais, o período de menstruação deixou de ser visto como um tempo de conviver e compartilhar entre as mulheres para ser encarado, hoje em dia, como um estorvo, um incômodo indesejável, algo inconveniente. Uma vez, cheguei a ouvir de uma mulher que a palavra deveria ser *monstruação*, de tanto que ela sentia a menstruação como um monstro de sete cabeças. – As duas riram.

– Sabe, Alice, em algum momento do passado, tudo o que era sagrado e valorizado no Feminino foi sendo distorcido, passando a ser visto como pecado ou algo sujo. As mulheres foram se distanciando dos saberes do próprio corpo. A menstruação passou a ser vista com repulsa ou, no mínimo, como uma desvantagem das mulheres. Hoje, muitas vão ao médico e pedem remédios, hormônios para não menstruarem. Elas não querem que seus corpos as lembrem todos os meses de que são cíclicas, de que funcionam de acordo com um ciclo. As mulheres passaram a viver seu período menstrual com irritação e incômodo e a transmitir essa repulsa a suas filhas, ignorando a poderosa natureza feminina que têm dentro de si.

Capítulo 3

# Tudo isso acontecendo dentro de mim?

— Minha mãe já tinha me explicado esse tal ciclo menstrual, vovó. Também já vi isso na escola. Aquela história do óvulo que sai do nosso ovário todos os meses e, quando não encontra o espermatozoide, não é fecundado e aí é descartado pelo corpo. E então vem a menstruação e sai esse sangue da gente. Mas nunca pensei sobre isso acontecendo dentro do meu corpo, parecia algo distante.

— Pois é, no mundo de hoje com tantas coisas acontecendo do lado de fora, acabamos nos esquecendo do que se passa dentro da gente, no corpo e na mente. Quando somos crianças, imagine só, Alice, temos uma força que nos empurra para a frente, feito uma reta, na direção de fazer a gente crescer até virar adulto. Na mulher, a partir da primeira menstruação, essa força se torna cíclica, circular, de acordo com o ritmo próprio de cada uma, e se repete todos os meses, parecido com o ciclo da lua.

A avó prosseguiu:

— Nós, mulheres, já nascemos com todos os óvulos. Eles ficam guardados em folículos, que são como "bolsinhas" dentro dos ovários. Por causa dos hormônios que aumentam e diminuem dentro de nós, a cada mês um óvulo é amadurecido e liberado pelo ovário, e então ele se move por um tubo até o útero, em um ciclo que dura por volta de 28 dias, como o da Lua.

Alice pegou o celular e pesquisou "menstruação". Encontrou uma figura interessante do sistema reprodutor feminino, que a ajudou a acompanhar o que dona Lucila estava descrevendo.

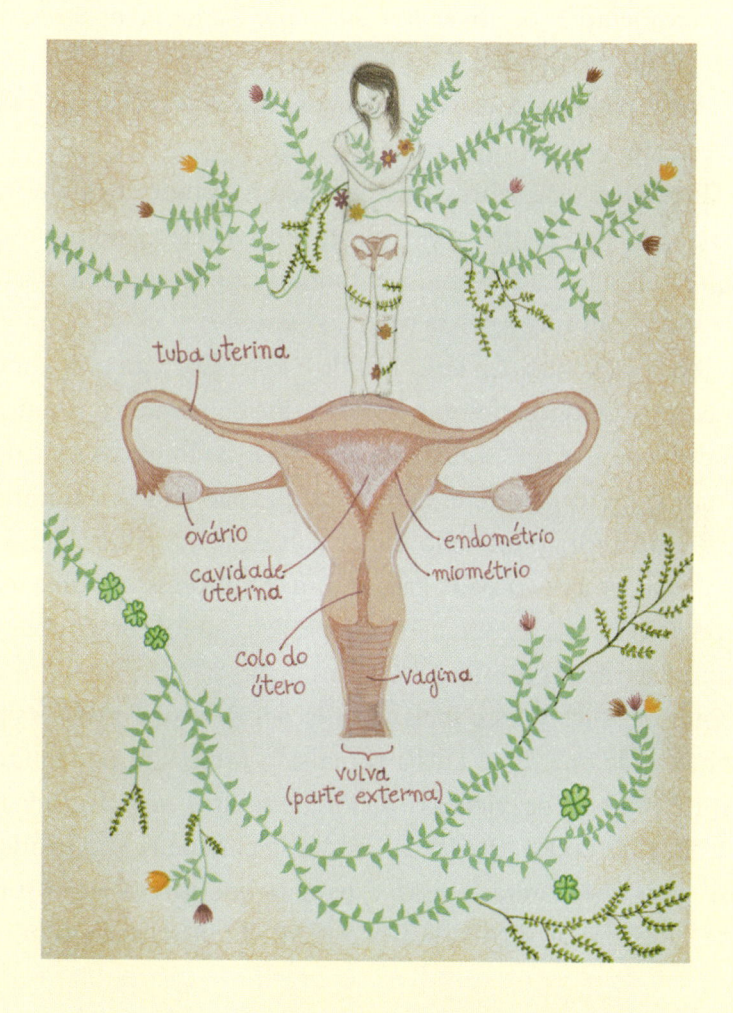

– Enquanto o óvulo faz esse caminho, minha neta, nosso útero se prepara para receber um possível embrião. Digamos que o útero fica bem fofinho e acolhedor para receber um bebê. Quando não acontece a fecundação, ou seja, não há gravidez, o óvulo é descartado pelo corpo e aquela camada fofinha que revestiu o útero, chamada endométrio, se descama e se solta, saindo do corpo no sangue da menstruação. Em seguida, todo esse processo começa de novo, com o amadurecimento de outro óvulo, e assim por diante, no nosso ciclo.

A avó fez uma pausa.

– Você percebe, Alice, que a menstruação é o ciclo da vida acontecendo todo mês dentro de você?

Alice balançou a cabeça, concordando. Mas tudo era tão novo. Era como se, pela primeira vez, ela enxergasse partes de um quadro que nunca tinha percebido, embora já estivessem todas ali.

– Mas como você sabe de tudo isso, vovó?

– Ah, minha neta, fui descobrindo essas coisas aqui e ali, comigo mesma, em livros, pesquisas, mas principalmente com outras mulheres que tive a felicidade de encontrar ao longo da vida. Eu também já fui uma mulher apressada, que não parava um minuto, trabalhava fora o dia todo, cuidava da casa, dos filhos, sempre com pressa, sempre atrasada para algum compromisso. E olha que não posso reclamar do seu avô, pois ele sempre foi companheiro, dividindo as tarefas comigo.

Embora Alice tivesse mais recordações da avó já aposentada, lembrou-se de que dona Lucila tinha sido professora por muitos anos, inicialmente de crianças e depois de adultos, na universidade.

– Naquela época, eu não tinha tempo para nada – continuou a avó –, eu fazia tantas coisas, e parecia que nunca eram suficientes, me sentia culpada por não me dedicar mais aos filhos e ao trabalho. Naquela fase, imagina, eu também achava que ficar menstruada só atrapalhava, que era um transtorno a mais.

– Mas o que aconteceu para você mudar de ideia, vovó?

– A vida e seus ciclos, Alice. Eu estava com mais ou menos quarenta anos quando percebi o passar do tempo e comecei a buscar respostas, tentando me encontrar. Foi quando conheci uma mulher fantástica na escola onde eu trabalhava. Lembra-se da Teresa? Você já a viu algumas vezes.

Alice lembrava-se de Teresa, uma amiga da avó que gostava de conversar e tinha uma risada contagiante.

– Pois, então, a Teresa me convidou para um grupo de leitura, que ela coordenava na época, frequentado por mulheres. Muitos daqueles livros que tenho na sala vieram dali. Foi no grupo de mulheres, nas conversas e leituras, que fui despertando para esse Feminino dentro de mim.

Imediatamente veio à mente de Alice a imagem da estante de livros que a avó exibia com orgulho na sala, cujos títulos deixavam a menina curiosa: *Mulheres que correm com os lobos*, *A ciranda das mulheres sábias*, *A hora da estrela*[1], entre aqueles de que se lembrava. Agora ganhavam novo significado para ela.

Dona Lucila acrescentou:

– Depois que tive contato com essas reflexões, comecei a me incomodar com a correria da minha vida e fui mudando a rotina para ter mais tempo para o que realmente me importava e me fazia feliz.

A avó acariciou o gato Teo, que se aninhou a seus pés.

– E o que era, vovó, que te fazia feliz?

---

1. *Mulheres que correm com os lobos* e *A ciranda das mulheres sábias*, de Clarissa P. Estés; *A hora da estrela*, de Clarice Lispector.

– Ah, Alice, conviver com meus filhos, com meu marido, dar aulas, ensinar. Foi aí que decidi dar aulas durante meio período na escola, só na parte da manhã. À tarde, eu conseguia estar com meus filhos e fazer alguma atividade para mim, e à noite, quando seu avô chegava do trabalho, estávamos todos juntos.

Alice não se lembrava muito bem do avô Joaquim, que morreu quando ela tinha quatro anos, mas sentia carinho por ele, pela forma como dona Lucila e a mãe sempre falavam a seu respeito, com saudade e amor. A avó ficou encarando o jardim por alguns instantes, embarcada em alguma lembrança, mas logo prosseguiu:

– Mas esse foi o arranjo que eu pude fazer, com as necessidades e prioridades que eu tinha. Cada mulher pode encontrar dentro de si o que é importante para ela e buscar esse equilíbrio. Não é fácil, Alice, mas vale a pena tentar.

Alice lembrou-se de sua própria rotina, o quanto andava cansada com tantas atividades – escola, futebol, pintura, inglês, natação –, sempre correndo de um lugar para o outro. Gostava de cada uma delas, mas será que precisava fazer tudo aquilo ao mesmo tempo? Conseguiria deixar alguma dessas atividades para o ano que vem? Conversaria com os pais sobre isso.

O gato Teo tinha subido no colo de Alice e ronronava conforme a menina passava a mão em seus pelos. A brisa gelada deu lugar a uma manhã fresca de sol, com borboletas e passarinhos visitando o jardim da avó. "Casa das Flores" se lia em uma placa de mosaico feita pela avó e que demarcava a entrada do jardim.

Os avós haviam comprado aquela casa depois de se aposentarem. O bairro era distante e pouco habitado na época, e as casas foram construídas como pequenas chácaras, com jardins na frente e nos fundos e cercas vivas nas laterais. Recentemente, os moradores se uniram e conseguiram transformar o bairro em um condomínio fechado, preservando aquele ar de casa de campo, mesmo dentro da cidade.

Dona Lucila despertou Alice de seus pensamentos, trazendo-a de volta ao presente, naquela manhã entre avó e neta, em que a menina começou a se perceber mulher de uma nova forma.

– Naquele tempo em que participei do grupo de leitura e reorganizei minha rotina de vida, outras questões começaram a mudar em mim. Uma delas foi ter mais consciência do meu corpo de mulher, dos meus ciclos, do próprio ciclo menstrual. Percebi que era a natureza me mostrando, todo mês, a vida dentro de mim em transformação. Você viu aí no celular nosso sistema reprodutor. Falamos de óvulo, de útero, mas não é só a parte biológica que passa por esse ciclo mês a mês.

– Como assim, vó? – perguntou Alice, diante da expressão de mistério que dona Lucila fez de propósito.

– Estou falando de nossas emoções. Nosso estado emocional também vai mudando ao longo do ciclo menstrual, querida.

Alice achou que aquilo já era demais.

– Ah, vovó, então agora você vai dizer que são meus hormônios que mandam no que eu sinto durante o mês? Pra saber se vou estar alegre ou triste, eu preciso consultar o dia do meu ciclo? – Alice argumentou, rindo para a vó.

– Não, Alice, não é isso que estou falando. O que estou tentando dizer é que, dependendo do período em que estamos do ciclo menstrual, da nossa "lua interna", como algumas pessoas chamam, vamos estar mais predispostas para esta ou aquela emoção. Vou falar de cada uma das fases pra ficar mais fácil de entender.

Capítulo **4**

# Descobrindo minhas fases

**Alice estava curiosa. Dona Lucila continuou:**
– Quando terminam os dias de menstruação, dizemos que a mulher entra na fase pré-ovulatória. Fazendo uma comparação com os ciclos da natureza, é como se estivéssemos em um momento de primavera dentro de nós, ideal para semear coisas novas. Pense em uma imagem bem bonita de primavera, Alice...

A menina fechou os olhos e imaginou um campo de flores coloridas, com uma grama verde, árvores viçosas e brisa suave, cheio de borboletas e abelhas ao redor. E descreveu a cena para a avó.

– Isso mesmo, minha neta. Quando a mulher entra na fase pré-ovulatória, é como se ela vivesse essa disposição da primavera dentro dela. É o início de um novo ciclo. No corpo, o útero se renova após eliminar um óvulo que não foi fecundado e os hormônios trabalham para amadurecer um novo óvulo. A mulher sente-se florescendo, com vontade de semear ideias, iniciar projetos, tomar decisões. Ela está aberta a novidades. Vive um momento de expansão, por isso também podemos comparar essa fase com a da lua crescente. Geralmente nos sentimos mais dispostas, com mais energia.

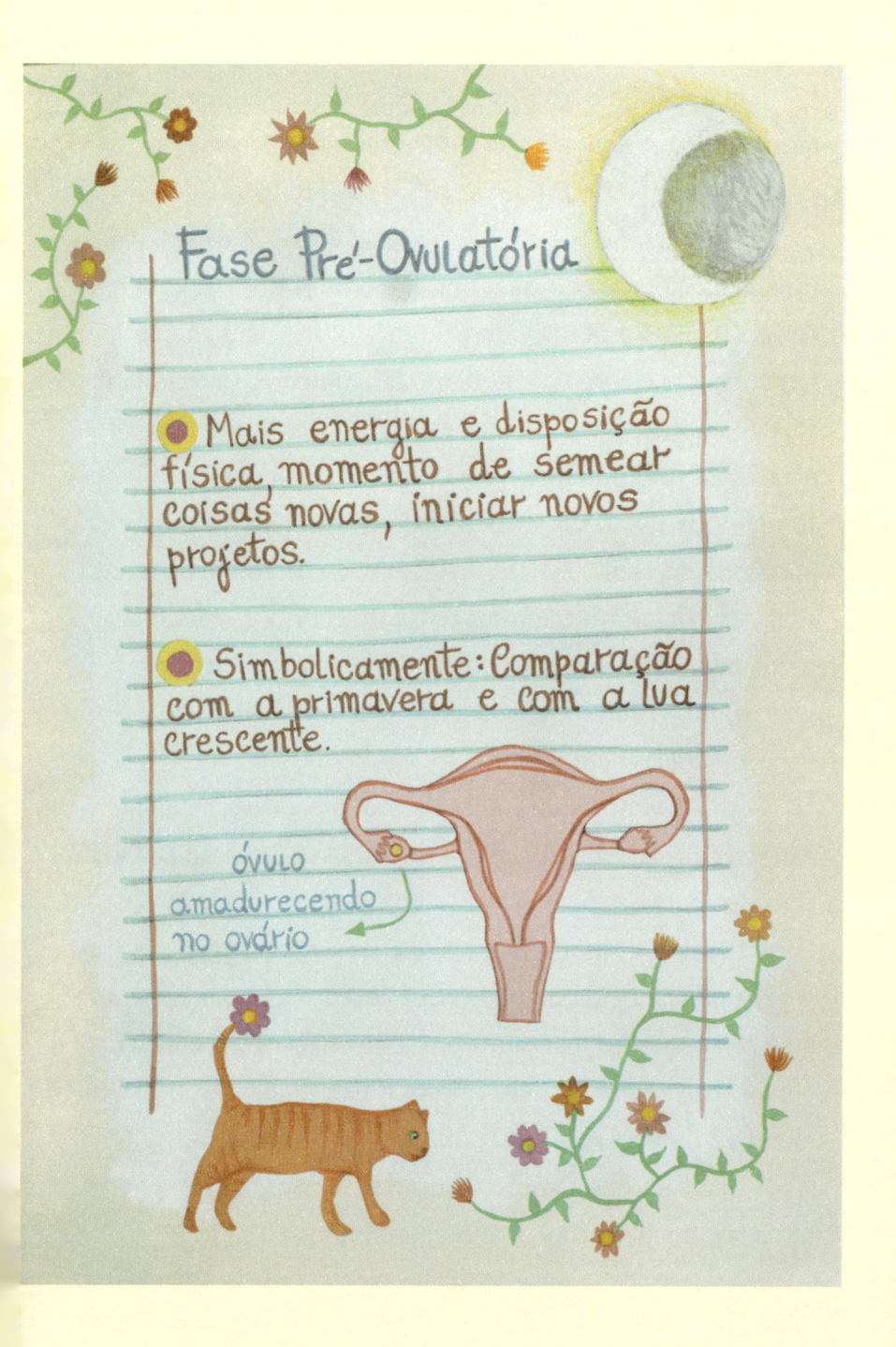

# Fase Pré-Ovulatória

- Mais energia e disposição física, momento de semear coisas novas, iniciar novos projetos.

- Simbolicamente: Comparação com a primavera e com a lua crescente.

óvulo amadurecendo no ovário

"Quanta informação", pensou Alice, tentando guardar mentalmente um resumo do que a avó estava lhe falando.

Dona Lucila continuou:

– Após alguns dias na fase pré-ovulatória, passamos para a próxima, a fase ovulatória. Como o nome já diz, é nesse período que o óvulo será liberado pelo ovário. É o chamado período fértil, em que o corpo da mulher está pronto para a fecundação. Nossas emoções estão em alta, estamos nos achando o máximo, mais amorosas, protetoras, comunicativas. É o momento do nosso poder de gerar, no sentido mais amplo, não apenas filhos, mas também ideias. Se fizermos uma comparação com a natureza, seria como o verão. Imagine comigo, Alice, uma imagem típica de verão, uma praia linda, de mar paradisíaco, céu azul sem nenhuma nuvem e aquele sol radiante. Que emoções essa imagem desperta em nós?

– Ah, dá vontade de correr, dançar, mergulhar na água, nadar, viver a vida, ser feliz, vovó! – respondeu Alice, animada só de pensar naquela cena.

– Pois são essas as emoções que a fase ovulatória nos traz. No período da ovulação podemos nos sentir completas, como a lua cheia. Estamos mais autoconfiantes, dispostas a concretizar planos, a agir, estamos mais amorosas para cuidar dos relacionamentos e resolver conflitos.

– Mas será que sempre vou me sentir animada e amorosa nessa fase do meu ciclo? – Alice questionou.

– Não, minha neta, dependendo do que estiver vivendo, você poderá ficar triste, ou com raiva, ou angustiada. Mas, provavelmente, estará mais comunicativa e confiante para lidar com as emoções nessa fase do ciclo do que em outras. Se estiver chateada com alguma coisa durante esse momento do ciclo, você poderá resolver a questão conversando com alguém da sua confiança, com sua melhor amiga, com uma professora, com sua mãe ou comigo, Alice. Na fase ovulatória, nos sentimos mais fortes para lutar por aquilo que é importante para nós e protegê-lo. Nossa mente parece estar mais atenta. Já em outros momentos do ciclo menstrual, se estivermos angustiadas, talvez tentemos resolver de outras maneiras, de forma mais introspectiva, voltada para dentro de nós mesmas.

Alice ficou pensando no que a avó estava lhe dizendo, tentando lembrar-se de como ela própria havia se sentido ao longo do último mês.

Dona Lucila pareceu adivinhar seus pensamentos.

– Sabe, Alice, estou descrevendo algumas características de cada etapa do ciclo menstrual, mas é importante saber que cada mulher precisa conhecer a si mesma, seu ciclo, suas emoções ao longo do mês. Isso requer auto-observação, o que nem sempre é fácil com a rotina que levamos, não é mesmo? Por que você não faz um diário do seu ciclo menstrual? Pode ser um bloquinho de anotações deixado ao lado de sua cama pra você anotar como se sente em cada fase do seu ciclo. Ou melhor, pode ser uma mandala lunar.

– Mas o que é isso, vovó? Mandala lunar? Nunca ouvi falar...

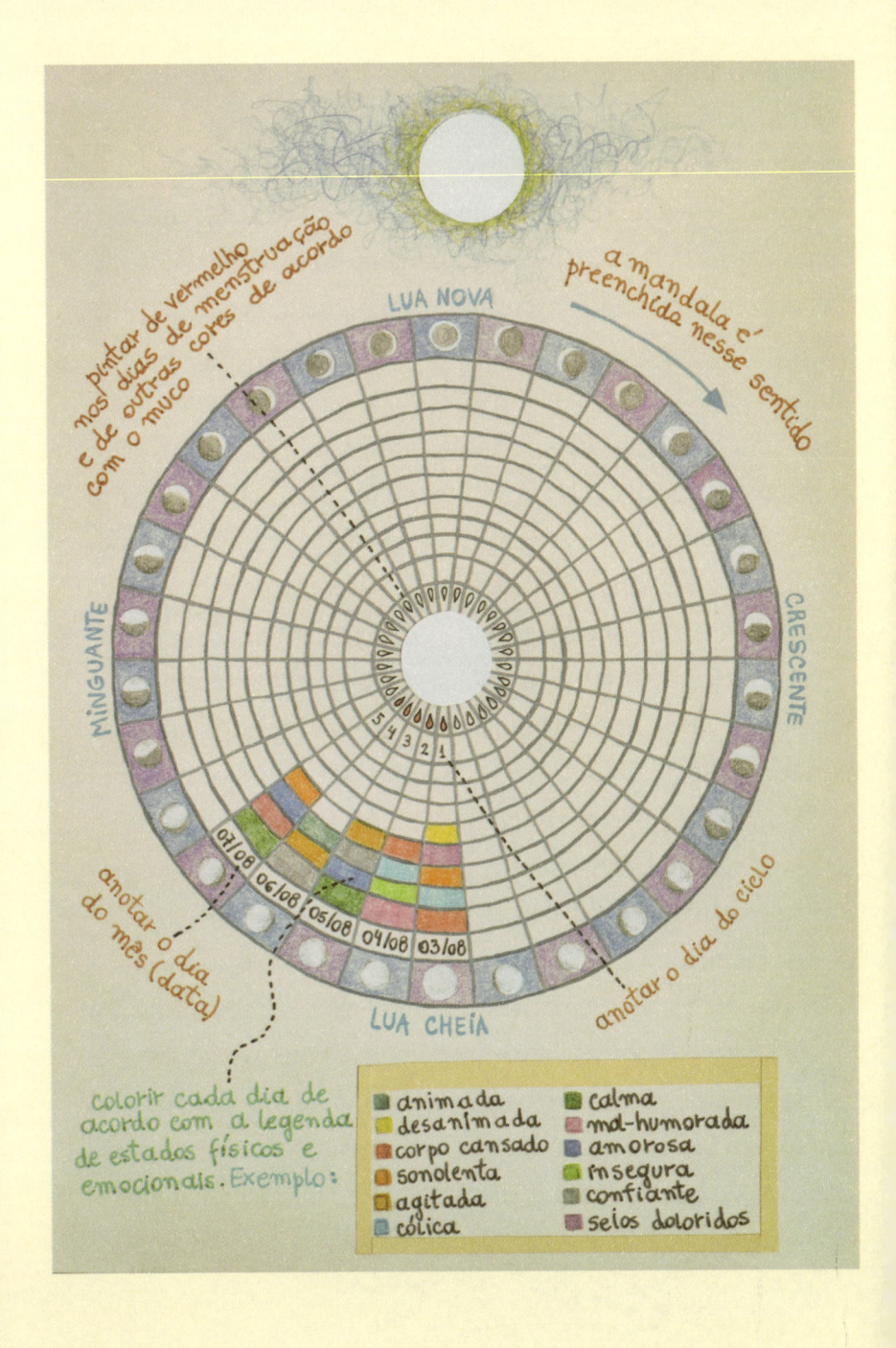

A lua de Alice: uma história sobre a primeira menstruação e os ciclos femininos

– Vou abrir um modelo que tenho aqui no celular. – A avó abriu um arquivo no aparelho e foi explicando, enquanto mostrava a imagem[2]. – É uma forma muito interessante de anotar como nos sentimos ao longo do ciclo menstrual de cada mês. Ela tem a forma de um círculo, está vendo? E esses espaços são para registrar sensações do corpo e sentimentos, como, por exemplo, se você estiver disposta ou cansada, se sentir mais ou menos fome, sono ou dor, se estiver animada ou desanimada, mais comunicativa ou mais fechada, e assim por diante. Você pode soltar sua imaginação e criar suas próprias legendas, que são esses quadradinhos coloridos aqui. Você anota o dia do mês em que está e qual o dia correspondente ao seu ciclo.

– Mas como vou saber em que dia do meu ciclo eu estou?

– O primeiro dia da menstruação é contado como o primeiro dia do ciclo. Ou seja, hoje é o primeiro dia do seu ciclo deste mês. Anote lá, 1º dia, a data e então pinte da cor da legenda que corresponde ao que você está sentindo hoje. Depois que começar a preencher sua mandala, verá que isso vai se tornar um hábito gostoso, um momento do dia em que você faz uma pausa para se observar, se perceber. Depois de alguns meses fazendo as anotações, você poderá reler e entender melhor como funciona seu ciclo em todos os sentidos, do corpo às emoções.

Alice gostou da ideia de manter um diário do seu ciclo menstrual e, com certeza, iria fazer sua própria mandala. Enquanto isso, ela se esforçava para guardar na mente as novidades que ouvia da avó querida.

---

2. Um modelo de mandala lunar está disponível no final deste livro.

## Fase Ovulatória

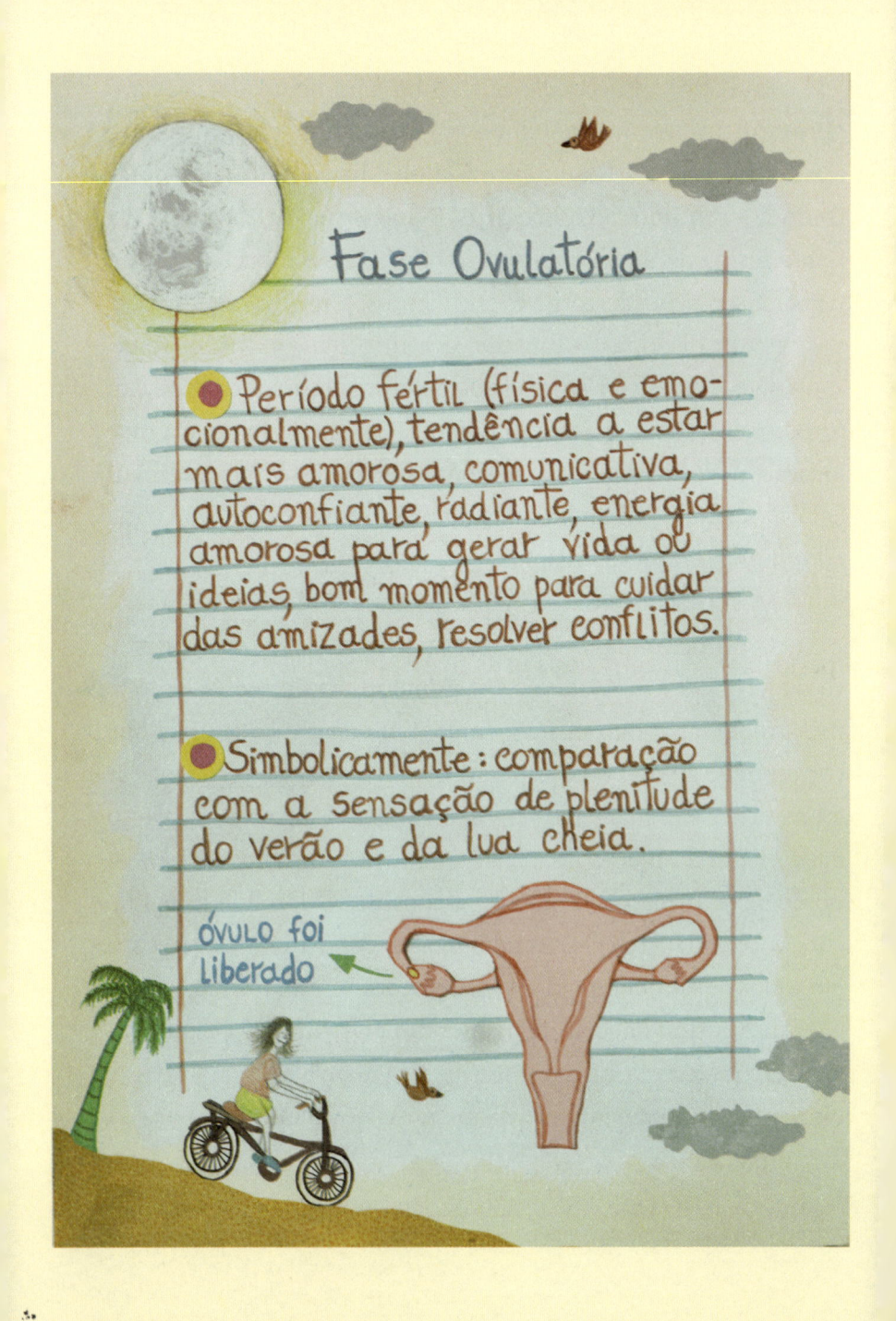

🟡 Período fértil (física e emocionalmente), tendência a estar mais amorosa, comunicativa, autoconfiante, radiante, energia amorosa para gerar vida ou ideias, bom momento para cuidar das amizades, resolver conflitos.

🟡 Simbolicamente: comparação com a sensação de plenitude do verão e da lua cheia.

ÓVULO FOI LIBERADO ←

Capítulo 5

## Sou várias mulheres em uma

Alice ouviu o telefone fixo tocando na cozinha. Tirou o gato do seu colo, com carinho, e correu para atender ao aparelho. Era Inês, sua mãe.

– Oi, mãe. – A menina sorriu ao pensar nela. Seria bom estar perto da mãe naquele dia tão diferente que estava vivendo.

– Oi, filha, eu já estava preocupada. Mandei mensagem para o celular de sua avó e ela nem visualizou. Está tudo bem aí?

– Está, mãe. É que aconteceu uma coisa comigo, e eu e a vovó estamos conversando lá no jardim, por isso ela não viu a mensagem. O celular deve estar no silencioso.

– Mas o que foi que aconteceu com você, filha? – a voz da mãe soou preocupada.

– Então, mãe, aconteceu comigo aquele negócio de menstruação, sabe? – ainda era estranho para Alice dizer em voz alta.

Após um breve silêncio, depois de assimilar as palavras da filha, Inês respondeu:

– Filha, eu queria tanto estar aí para dar um abraço em você agora – a voz da mãe vinha cheia de afeto – pra dizer que está tudo bem, que é meio estranho e assustador e pode parecer ruim no começo, mas podemos olhar de outras formas...

Alice interrompeu a mãe, tranquilizando-a.

– Tá tudo bem, mãe. De verdade. Se você me ligasse uma hora atrás, eu ia dizer que estava odiando e que essa tal de menstruação era a pior coisa do mundo. Mas agora já não estou me sentindo assim. A vovó está me contando umas histórias aqui sobre as mulheres, e são bem interessantes.

– Que bom, filha, fico feliz que a vovó esteja aí com você neste momento, ela tem muita coisa pra contar. Acho que nem eu mesma ouvi todas as histórias, e olha que aprendi muito com ela sobre ser mulher, sobre nossos ritmos e ciclos. Só diz para a vovó ir com calma, porque é muita coisa nova pra você.

Inês fez uma pausa e acrescentou:

– Vamos fazer o seguinte, filha: vou me organizar com as coisas aqui de casa e vou almoçar aí com vocês, combinado? Aí podemos passar a tarde juntas, nós três: eu, você e a vovó. Faz tempo que não fazemos isso.

Alice ficou animada com a proposta da mãe.

– Combinado, vou avisar a vovó. Mas, mãe... acho que vou precisar de absorventes... – acrescentou a menina, um pouco constrangida.

– Sim, filha, vou levar o pacote que tenho aqui. Depois, com calma, vamos juntas escolher um da sua preferência. Você já viu a quantidade de marcas e modelos? – disse a mãe, rindo. – Beijo e até o almoço, Alice.

– Até, mãe.

Alice caminhou rapidamente de volta até a avó. Queria muito continuar aquela conversa com dona Lucila.

– Vovó, a mamãe vem almoçar com a gente e passar a tarde aqui hoje.

– Que ótimo, Alice. Acho que será muito bom para nós três uma tarde de mulheres em família. Parece que minha intuição estava me avisando! Antes de você acordar, montei aquela lasanha que você e sua mãe adoram. Agora é só colocar pra assar.

Dona Lucila se levantou e foi até a cozinha. Alice escutou a avó abrindo a porta do forno e colocando a deliciosa lasanha lá dentro.

Alice se sentou no chão do caramanchão, sentindo os cheiros do jardim da avó enquanto brincava com Teo, agora interessado no graveto que a menina mexia à sua frente. Dona Lucila retornou e sentou-se na poltrona atrás de Alice. Começou a trançar os cabelos da neta enquanto conversavam.

– Sabe, vó, fiquei aqui pensando. Quando você fala dessas fases que vamos passando no ciclo menstrual, cada uma com sensações diferentes, parece até que existem várias mulheres dentro da gente ao mesmo tempo, né?

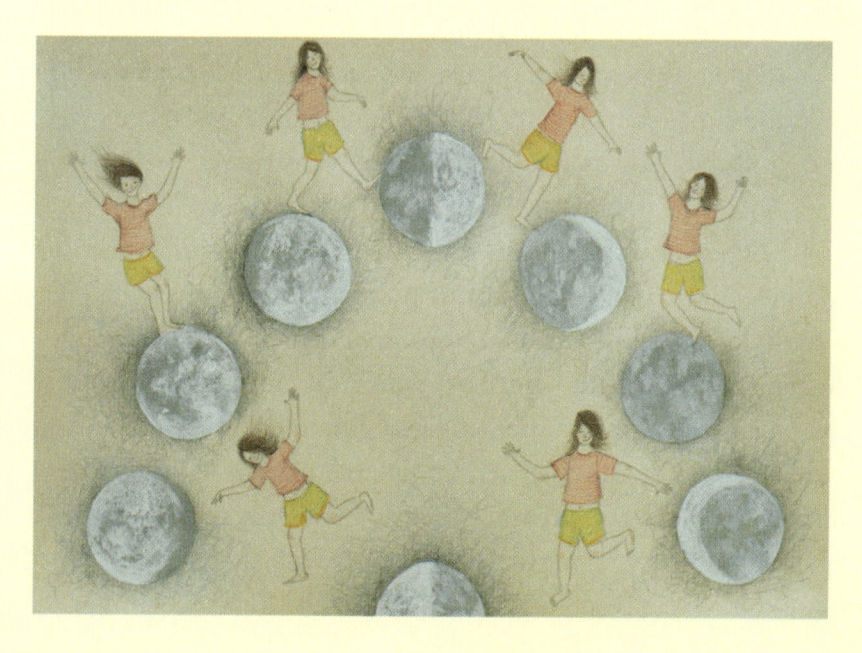

– Olha só para você, Alice, acabou de usar sua intuição! É assim que vejo também. Nós, mulheres, temos todos esses aspectos dentro da gente: amorosidade, criatividade, intuição, sensibilidade, força para gerar, e, dependendo da fase do nosso ciclo, um desses aspectos vai estar mais forte. As mudanças podem ser suaves ou não. Para percebê-las, temos que estar atentas ao que estamos sentindo, pensando. E, se aprendemos a identificar essas fases em nós, podemos usá-las para nos ajudar em nossa vida, direcionando da melhor maneira o tipo de energia que estiver mais forte naquele momento do ciclo.

– Hum... deixa eu ver se entendi. Você disse, vovó, que na fase ovulatória estamos mais animadas, cheias de energia. Deve ser uma boa época então pra combinar de sair com as amigas ou participar do campeonato de futebol, mas vai ter outros dias no mês em que não vou sentir tanta vontade de fazer essas coisas.

– Isso mesmo, Alice, é por aí.

– E quantas fases são ao todo?

– Podemos identificar quatro fases do nosso ciclo menstrual. Já conversamos sobre duas delas, a fase pré-ovulatória e a fase ovulatória. Vamos para a próxima, a fase pré-menstrual.

– Vixe, é a famosa TPM? Tensão pré-menstrual, vó?

– Alguns a chamam assim, e muitas vezes é uma fase mal compreendida. Tem mulheres que apresentam sintomas difíceis, e até dolorosos nesse período, e buscam ajuda na medicina tradicional, em tratamentos com hormônios, ou em práticas integrativas, como acupuntura, homeopatia, ginecologia natural, entre outras. É importante que cada mulher se observe e busque conhecer como sua fase pré-menstrual se manifesta, quais emoções aparecem. O que você me diz, Alice? Como você estava se sentindo nesses últimos dias antes de ficar menstruada? Tente se lembrar...

– Nossa, vó, é verdade! Eu mesma já passei por essa fase e nem tinha me dado conta!

– Então vamos fazer este pequeno exercício: feche os olhos e tente encontrar dentro de você os sentimentos que apareceram na última semana, como você estava em relação a você mesma e às outras pessoas.

A avó parou de trançar os cabelos de Alice e apoiou as mãos em seus ombros. Alice continuava sentada no chão, encostada nas pernas da avó. A jovem fechou os olhos. Lembrou-se de suas atividades ao longo da última semana, a escola, os treinos de futebol feminino, as amigas. Recordou que havia se sentido pesada nos treinos, como se as pernas não corressem tão rápido como de costume. Pensou no sono que sentiu nos dias à tarde. E que chegou a chorar escondida no banheiro no dia em que a classe foi dividida em grupos para fazer um trabalho e a Laura, sua melhor amiga, foi colocada em outro grupo. Aquilo tinha sido estranho, pois Alice sabia que só estaria separada da melhor amiga durante o trabalho. Geralmente não se sentia tão abalada quando isso acontecia. Então percebeu que tinha ficado para baixo e vulnerável mais do que o normal.

Alice abriu os olhos e se virou de frente para dona Lucila.

– Vó, não sei explicar direito, mas acho que na minha fase pré-menstrual me senti com o corpo pesado, cansada, com mais sono, desanimada e um pouco pra baixo, mais sensível talvez.

– Que lindo, minha querida, estar aqui e ver você se descobrindo, percorrendo esse caminho entre o mundo interior e o exterior. Perceber essa ligação entre o que está dentro e fora de nós é uma bênção, um presente do Feminino, por isso podemos dizer que todas as mulheres carregam o potencial de serem sábias.

Dona Lucila continuou:

– A fase pré-menstrual pode ser comparada, em relação aos ciclos da natureza, ao outono e à lua minguante. Sabe aquela imagem típica de outono? Árvores com folhas secas que começam a cair, paisagem em tons de marrom, meio melancólica. A natureza vai se recolhendo após o auge do verão, da mesma forma que a lua vai minguando, diminuindo, após a grandiosidade da lua cheia. Um processo parecido acontece dentro de nós, Alice. Lembra que na fase anterior o óvulo foi até o útero e ficou lá esperando uma possível fecundação, enquanto a parede uterina ia se preparando para acolher um embrião? Só que não houve fecundação. Então, corpo e mente começam a se recolher, se preparar para finalizar aquele ciclo.

A avó fez uma pequena pausa e prosseguiu:

– Sabe, prefiro chamar a tal da TPM de "Tempo para mim"[3]. É que a fase pré-menstrual é um período em que nossa energia vai se voltando para dentro, para nosso mundo interno. Até a energia do nosso corpo costuma diminuir, vindo certo cansaço, maior necessidade de sono. Vamos perceber uma necessidade de desacelerar um pouco a rotina, um desejo de ficar quietinhas. Nossas emoções estão à flor da pele, é um bom momento para refletir, usar a intuição e a criatividade como formas de expressar nossos sentimentos. Algumas mulheres ligadas às artes percebem sua criatividade de forma diferente nesse momento de seu ciclo menstrual.

– Mas acho que não sou muito criativa não, vovó. Não mando bem nesse negócio de pintura, artes – Alice fez uma careta enquanto falava.

---

3. (N. A.) "Tempo para mim": ouvi essa expressão pela primeira vez de Carolina Lana, terapeuta em Ginecologia Natural, embora ela afirme não ter sido a criadora da expressão e que a ouviu em outros círculos de mulheres.

– Mas nós podemos ser criativas de muitas formas, querida, e em tudo o que nos envolve. A criatividade é uma força de vida que nos move e se manifesta em tudo. Nas artes, sim, ela aparece claramente, mas também no nosso dia a dia. Quer ver só? Por exemplo, na forma como eu misturo os ingredientes em uma receita, na jogada que você cria em uma partida de futebol, em uma planilha de apresentação que sua mãe faz no trabalho dela. Em todas essas atividades podemos ser criativas, basta sairmos do piloto automático. Você sabia que até a compra de supermercado pode ser feita de forma criativa? – A avó deu uma piscadinha para Alice, como que compartilhando um pequeno segredo.

– Vovó, só você mesmo!

Alice gostou daquela ideia, de poder ser criativa apesar de não ter dons artísticos. Realmente, conseguia fazer jogadas criativas e até surpreendentes no futebol. Também gostava das histórias de mistério que costumava escrever nas aulas de redação da escola. Mas continuava intrigada com aquela nova visão de TPM que a avó estava lhe trazendo.

– Vó, mas eu já ouvi dizer que tem mulher que "surta" na TPM, faz coisas que não faria em seu estado normal.

– A vivência de cada mulher é única, Alice, não posso falar em nome de todas, mas posso falar da minha experiência e do que pude ler e estudar nesse tempo. E o que percebi é que cada mulher tem um mundo dentro de si, histórias, sensações, dores, afetos. Quando eu era professora, minhas alunas às vezes comentavam que tinham uma TPM difícil. Quando a gente sentava pra conversar melhor, eu percebia que aqueles sentimentos difíceis não apareciam do nada; eles tinham ligação com a vida daquelas jovens e geralmente surgiam num contexto de mágoas ou conflitos. Eu dizia a elas que era importante que cada uma buscasse entender quais emoções fugiam do seu controle na fase pré-menstrual e tentassem encontrar um sentido, um significado para elas em sua história de vida.

Dona Lucila continuou:

– Na fase pré-menstrual, é como se acendêssemos uma luz num quarto escuro e nos déssemos conta da bagunça e de coisas que estão atrapalhando o caminho. Pode ser um pouco assustador e intenso esse processo, mas ele nos dá a oportunidade de perceber o que existe ali dentro, o que queremos mudar, o que queremos manter. Por isso digo que esse período favorece a reflexão. Nesse momento do ciclo menstrual, ficamos mais próximas da nossa verdade interior, e pode aparecer muita raiva, frustração e até certa dor.

– Deixa ver se entendi, vó: esse quarto escuro está dentro de nós, são nossas memórias, sentimentos, pensamentos, e aí, na fase pré-menstrual, é como se a luz desse quarto acendesse e a gente enxergasse não só as coisas bacanas lá dentro, mas também aquelas que nos incomodam.

– Isso mesmo, Alice. E podem aparecer emoções difíceis que estavam guardadas ali. Por isso precisamos respeitar o que nosso corpo e nossa cabeça estão pedindo nessa fase, ou seja, respeitar a vontade de ficar mais quietinha e, se possível, evitar situações desgastantes. Por exemplo, não é o momento mais indicado para resolver uma briga com uma amiga. Uma dica é usar o tempo para se observar, perceber as emoções e expressá-las pela criatividade, seja escrevendo, desenhando, dançando, cozinhando. Tudo bem estar um pouco mais triste ou desanimada nesse período do ciclo menstrual, afinal, não temos que estar felizes o tempo todo, não é?

Alice escreveu mentalmente mais um lembrete para si:

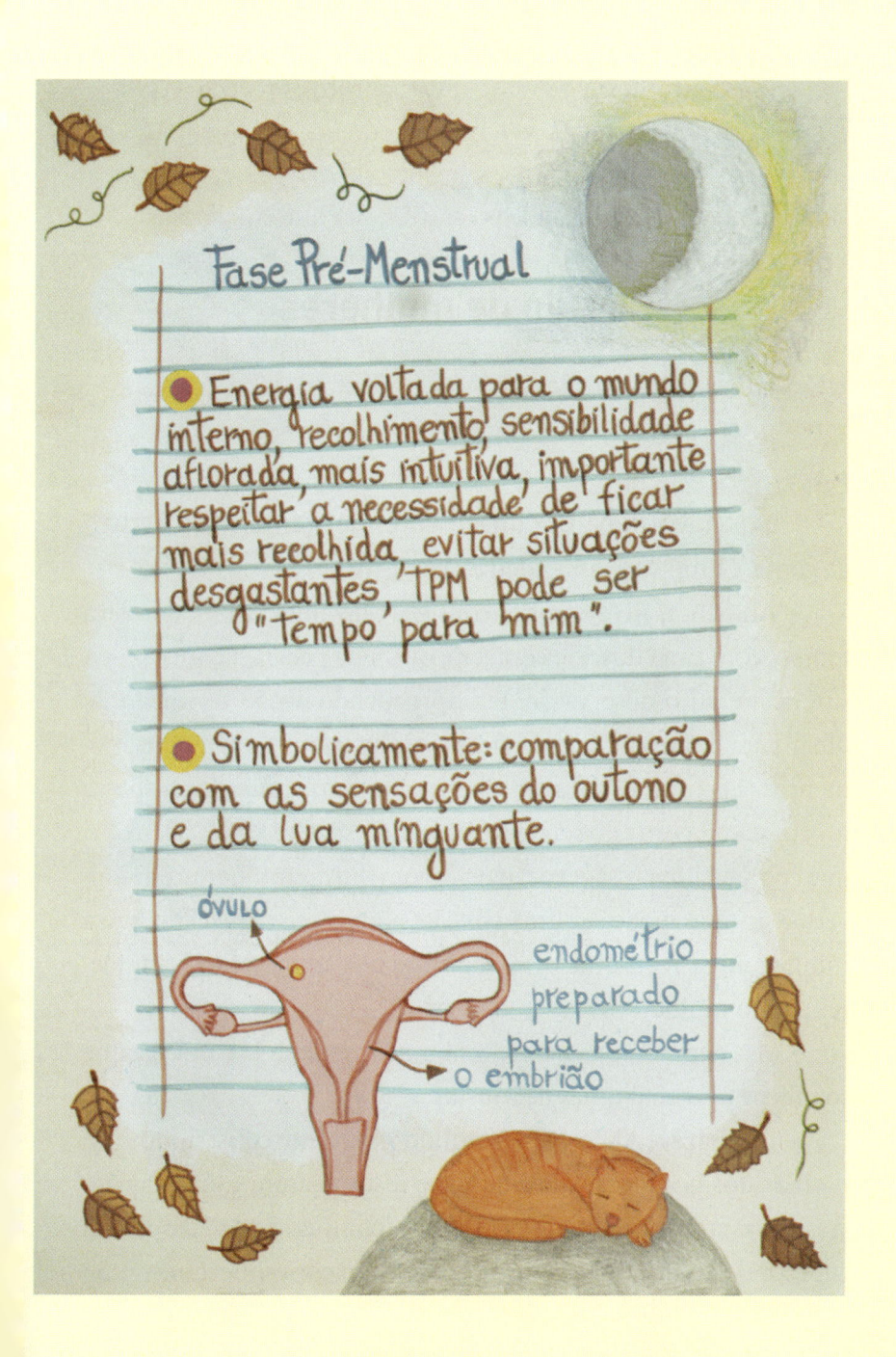

## Fase Pré-Menstrual

🟡 Energia voltada para o mundo interno, recolhimento, sensibilidade aflorada, mais intuitiva, importante respeitar a necessidade de ficar mais recolhida, evitar situações desgastantes, TPM pode ser "tempo para mim".

🟣 Simbolicamente: comparação com as sensações do outono e da lua minguante.

ÓVULO

endométrio preparado para receber o embrião

Capítulo **6**

# Círculo de mulheres

— Nossa, vovó, parece difícil entender tanta coisa dentro da gente. Como você aprendeu a fazer isso?

— Ah, Alice, nem sempre consigo. Mas posso dizer que leva tempo, com uma dose de coragem, outra de paciência, muita persistência e auto-observação. Fui aprendendo a não ter medo de olhar para dentro de mim, a ficar sozinha comigo em alguns momentos. Encontrei outras mulheres que também estavam nesse processo, cada uma do seu jeito, buscando suas verdades. Descobri que compartilhar essas experiências com outras mulheres, em conversas sinceras, pode ser uma bênção. Nunca me esqueci do que a minha amiga Teresa me disse logo que nos conhecemos: "mulheres curam mulheres".

— Mas nem sempre, né, vó. Tem umas meninas lá na escola que só sabem falar mal umas das outras...

— Tem razão, Alice. Neste mundo moderno, construído com o olhar dos homens, as mulheres se distanciaram umas das outras e passaram a se ver como rivais, competidoras. Disputam tudo: beleza, homens, roupas, bolsas. Foram esquecendo uma palavra que nossas ancestrais conheciam tão bem: sororidade. Você já ouviu falar?

– Acho que já ouvi, vó, mas não lembro o que é.

– Então, vamos usar a modernidade a nosso favor. Dá um Google aí no seu celular e veja o que aparece sobre essa palavra.

Alice pegou o aparelho e digitou: SORORIDADE.

– Diz aqui: relação de irmandade, união, afeto ou amizade entre mulheres, assemelhando-se àquela estabelecida entre irmãs.

– Isso, Alice. Significa nos importarmos e cuidarmos umas das outras, como irmãs. E concordo com você, hoje em dia é difícil encontrarmos sororidade entre mulheres. Ela se baseia em outra palavra importante: empatia.

– Essa eu conheço, vó. Conversamos muito sobre empatia na aula de Filosofia. É quando a gente se coloca no lugar da outra pessoa para tentar entendê-la.

– Sim, mesmo quando uma pessoa está passando por uma situação que nunca vivemos, ainda assim podemos nos colocar no lugar dela, olhar o mundo com seus olhos e entender seus sentimentos. Mesmo que depois a gente converse com ela e mostre nosso ponto de vista.

Alice ficou pensando em suas amigas mais próximas, nas meninas do time de futebol e nas vizinhas do prédio. Será que estavam sendo empáticas umas com as outras e cultivando a sororidade? Lembrou-se do dia em que ela própria postou no grupo de mensagens da turma o desenho que Breno fez para ela, só para se sentir valorizada, mesmo sabendo que Mariana ficaria magoada, pois gostava dele. Alice sentiu um aperto no coração. Não precisava ter feito aquilo. Poderia ter pensado mais na amiga e não em competir com as demais... Disse para si mesma que estaria mais atenta dali para a frente.

Mas também se lembrou da ocasião em que a amiga Gabi ficou arrasada por ter feito um gol contra no campeonato de futebol. Naquele dia, as meninas do time – Duda, Antonela, Clara, Giovana e Luísa – se uniram e fizeram uma visita surpresa na casa da Gabi, passando a tarde lá entre risadas e brincadeiras, aliviando a angústia da amiga. Alice recordou o quanto foi divertido aquele momento como grandes amigas. Certamente aquilo foi sororidade e empatia.

A avó continuou:

– Você tinha me perguntado como aprendi a perceber melhor minhas emoções. Eu falei da sororidade porque uma das coisas que me ajudou foi esse convívio com outras mulheres, cada uma com sua sabedoria, com sua história, em conversas ao redor de um bom livro ou de um café sem pressa. E essas conversas me fizeram parar pra pensar também nas mulheres que vieram antes de mim no fio do tempo: minha mãe, minhas avós e as que vieram antes delas, as lutas que enfrentaram, as alegrias e dores que viveram. Seria tão interessante se conhecêssemos as histórias delas, não acha?

– Sim, vovó, nunca parei pra pensar como viveram minha bisavó ou tataravó, não consigo nem imaginar.

Alice realmente não fazia ideia de como tinha sido a vida delas. Como eram quando tinham onze, doze anos? De repente, Alice se viu como a ponta daquela longa corrente de mulheres que vieram antes dela, cada qual um elo importante para que hoje ela existisse. Lembrando a fala da avó, a menina percebeu que todas aquelas mulheres que foram suas ancestrais também viveram seus ciclos menstruais, suas "luas". De uma forma nova e significativa, Alice se sentiu inesperadamente ligada a cada uma delas.

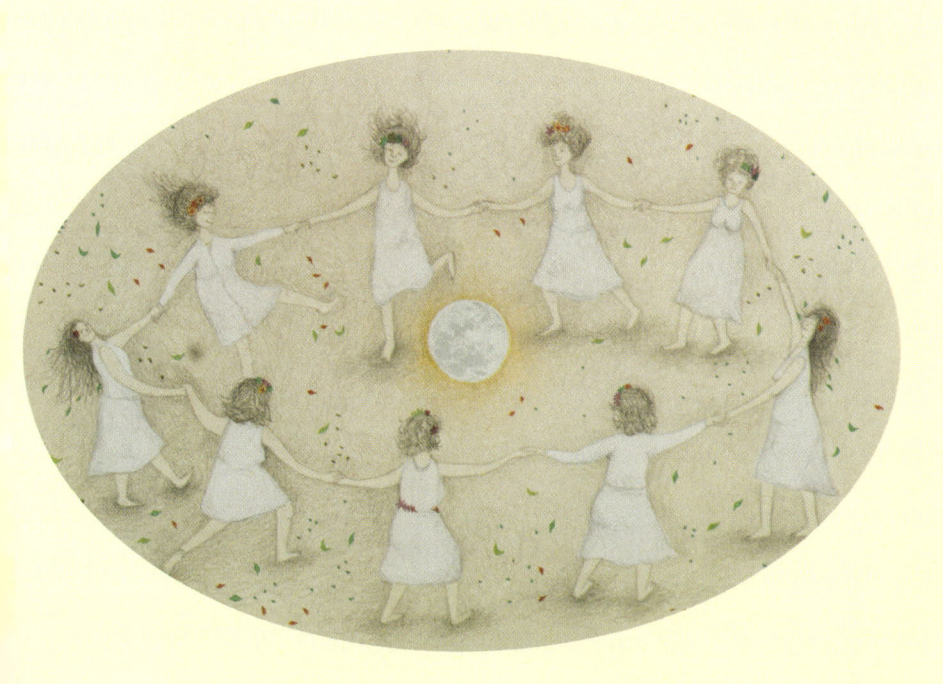

Dona Lucila se levantou e foi olhar a lasanha no forno. Aproveitou para trazer uma xícara de café para ela e chá de hortelã para a neta. O gato Teo, que tinha ido atrás, voltou enroscando-se nas pernas de dona Lucila enquanto ela retornava com as canecas. Após tomarem alguns goles, a senhora continuou:

– Outra coisa que também me ajudou em alguns momentos de minha vida foi a psicoterapia, Alice.

– Minha mãe também fez um tempo de terapia, vó, mas não entendo direito como a psicóloga pode resolver os problemas da gente.

– Mas não é assim que funciona, minha neta. O psicólogo ou psicóloga não vai resolver nossos problemas, mas pode nos ajudar a encontrar nossas próprias respostas. É um processo de aprender a se conhecer, a acessar nosso mundo interior. E uma vez que a gente aprende esse caminho, levamos isso para a vida toda.

## Capítulo 7

# Tempo de recolher, tempo de renovar: o sangue da menstruação

A avó se levantou e foi caminhando pelo quintal, saindo do caramanchão.

– Vamos fazer uma salada bem fresquinha para acompanhar nosso almoço, Alice?

– Claro, vovó – respondeu a jovem, acompanhando a avó até o canteiro de hortaliças, no canto esquerdo do jardim.

Alice adorava brincar ali quando era criança. Mexia na terra, fazia comidinhas, poções mágicas e escavações arqueológicas em seu faz de conta. O jardim da avó sempre lhe pareceu um lugar de encantamento e mistérios.

Dona Lucila colheu alface roxa, cenouras e tomatinhos-cereja, os quais a neta ia acomodando na cesta de vime que pegou na entrada da pequena horta. Enquanto escolhia os mais maduros, a avó continuou:

– Basta olharmos a natureza com atenção pra nos depararmos com o ciclo da vida. Está vendo esses pequenos tomateiros, Alice? Cada qual tem seu tempo de brotar, crescer, dar frutos, e, se não forem colhidos, os tomates vão cair do pé, voltar à terra, se decompor e ser transformados em uma nova vida a germinar aqui no jardim.

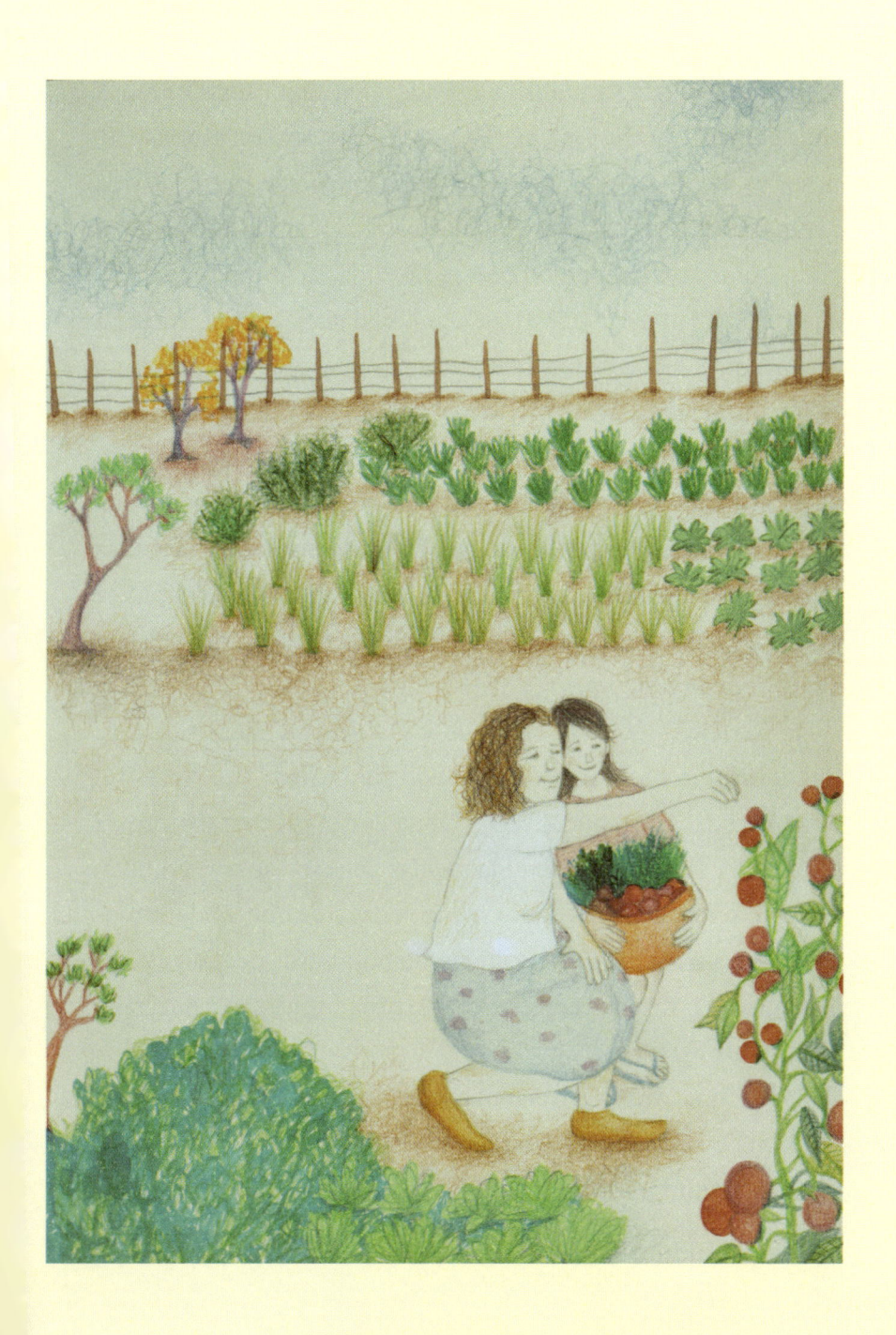

Capítulo 7 – Tempo de recolher, tempo de renovar: o sangue da menstruação

Dona Lucila levantou-se e foi até uma moita mais à frente, onde colheu salsinha e manjericão, que exalavam um aroma delicioso. As duas foram até a pia que ficava na parede lateral da casa e começaram a lavar juntas o que haviam colhido.

– Lembra que falamos que as fases do ciclo menstrual são quatro? Já falamos de três delas, a pré-ovulatória, a ovulatória e a pré-menstrual. Mas falta falarmos da fase que você está passando agora, minha neta, a fase menstrual. Durante a fase da menstruação, o hormônio progesterona diminui e acontece a descamação da parede do útero. O sangue que sai é a eliminação da camada que se formou lá dentro para receber o possível embrião. Essa camada não é mais necessária e é descartada na menstruação, já que não aconteceu o encontro do óvulo da mulher com o espermatozoide do homem.

– Ai, vovó, você fala disso tão naturalmente, nem fica com vergonha... – comentou Alice, olhando para baixo.

– De sexo, você quer dizer? – Dona Lucila riu com o canto da boca. – Sei bem que na sua idade falar de sexo causa risadinhas, alvoroço e muita curiosidade. Tenho certeza de que ainda vamos ter várias conversas sobre isso! Mas, na hora certa, quando estiver mais madura, você vai perceber que o sexo é uma parte natural e importante da vida.

Alice ainda ficava envergonhada ao ouvir a avó falando assim, mas dona Lucila conseguia dar um tom de naturalidade ao assunto.

– Voltando para nossa conversa de hoje, Alice, o mais importante é saber que cada mulher tem sua forma de viver seu ciclo e todas devem ser respeitadas. Cada mulher dá seu próprio significado à experiência de menstruar, de acordo com sua história, com suas crenças, com sua relação com as mulheres que vieram antes dela e com as informações a que teve acesso. Por exemplo, as mulheres ancestrais costumavam devolver o sangue da menstruação à terra, e hoje há mulheres que também o fazem, que "plantam sua lua". Elas recolhem um pouco do sangue de sua menstruação, misturam com água e regam um jardim ou vasos de plantas, como uma forma de agradecer por tudo o que recebem da natureza, retribuindo pela própria vida.

Observando a expressão de estranhamento de Alice, dona Lucila explicou:

– "Plantar a lua" faz sentido para algumas mulheres, já outras acham esquisito, não entendem e não se sentem à vontade. Outro exemplo é o tipo de absorvente que cada mulher escolhe. Além dos descartáveis, existem absorventes de tecido e calcinhas absorventes de modelos e cores variadas, vendidos até pela internet. Outras preferem uns copinhos de silicone chamados de coletores menstruais. São alternativas para quem não quer usar os absorventes tradicionais por poluírem o meio ambiente, já que são descartados em grande volume. Percebe, Alice, que essas escolhas têm a ver com o estilo de vida de cada mulher, com o que acreditam e valorizam? Sei que tudo é muito novo para você, mas com o tempo você pode ir pesquisando sobre essas possibilidades. Só estou lhe contando para que saiba desses caminhos e possa fazer suas próprias escolhas no futuro.

– Mas e as emoções na fase menstrual, vovó? Como fica nossa energia nesse período?

A avó sorriu, feliz em perceber que a neta já estava consciente de que os ciclos femininos não envolviam apenas o corpo, mas também a mente e as emoções da mulher, como partes inseparáveis de um todo.

– Pois é, como estávamos dizendo, a menstruação vai eliminar aquilo que não serve mais em nosso corpo. Do mesmo jeito, nesse período, nossa mente fica predisposta a fazer uma "faxina" interna, deixando ir embora aquilo que não nos serve mais, os sentimentos de que não precisamos mais, que não têm mais sentido para nós. É um momento bom para repensar projetos ou relacionamentos que não estão dando frutos, perceber que precisamos transformá-los ou nos desligar deles. Estamos dispostas nessa fase ao recolhimento, continuando o que já conversamos sobre a fase pré-menstrual, do "Tempo para mim", lembra? É a lua nova interna, corpo e mente passando por esse processo de limpeza, de renovação, deixando ir o que não serve mais, assim como as árvores fazem no outono e no inverno pra poder iniciar um novo ciclo de florada e frutificação. Consegue perceber a beleza nesse processo, Alice, de vivermos todo mês esse ciclo de renovação dentro de nós?

Alice sorriu para a avó, sentindo-se grata pela riqueza que recebia naquelas palavras. Sem que a avó precisasse dizer nada, Alice imaginou uma cena de inverno, com as árvores perdendo as últimas folhas e se recolhendo, o vento gelado soprando, o calor aconchegante de uma sopa... Essa imagem despertou na menina o desejo de ficar quietinha, aconchegada sob as cobertas, lendo um livro, tomando um chocolate quente. "Seriam essas as emoções despertadas na fase menstrual?", pensou Alice. De repente, ela se deu conta de que foi exatamente esse aconchego que a avó lhe proporcionou naquela manhã da sua primeira menstruação, utilizando-se da sabedoria sobre as fases do ciclo.

Alice segurou a mão da avó com carinho. Dona Lucila parecia ter imaginado a mesma cena de inverno que a neta, pois acrescentou:

– Uma boa dica para os dias de menstruação, Alice, é tentar colocar o sono em dia, ler um bom livro, assistir a séries ou filmes, permitir-se diminuir o ritmo apressado do dia a dia, respeitando o momento do nosso corpo e da nossa mente. Podem aparecer algumas cólicas. Uma dica é manter os pés quentinhos ou colocar uma bolsinha de água morna na barriga. No geral, as cólicas logo passam. Se continuarem durante todos os dias da menstruação, vale a pena procurar uma médica ou médico ginecologista, que são especialistas no corpo feminino, para entender melhor o que está acontecendo. E continuar atenta às próprias emoções, se observando, se conhecendo.

Encantada com a experiência que estava vivendo, Alice repetiu mentalmente aquelas informações, receosa de que pudesse se esquecer de algo.

## Fase Menstrual

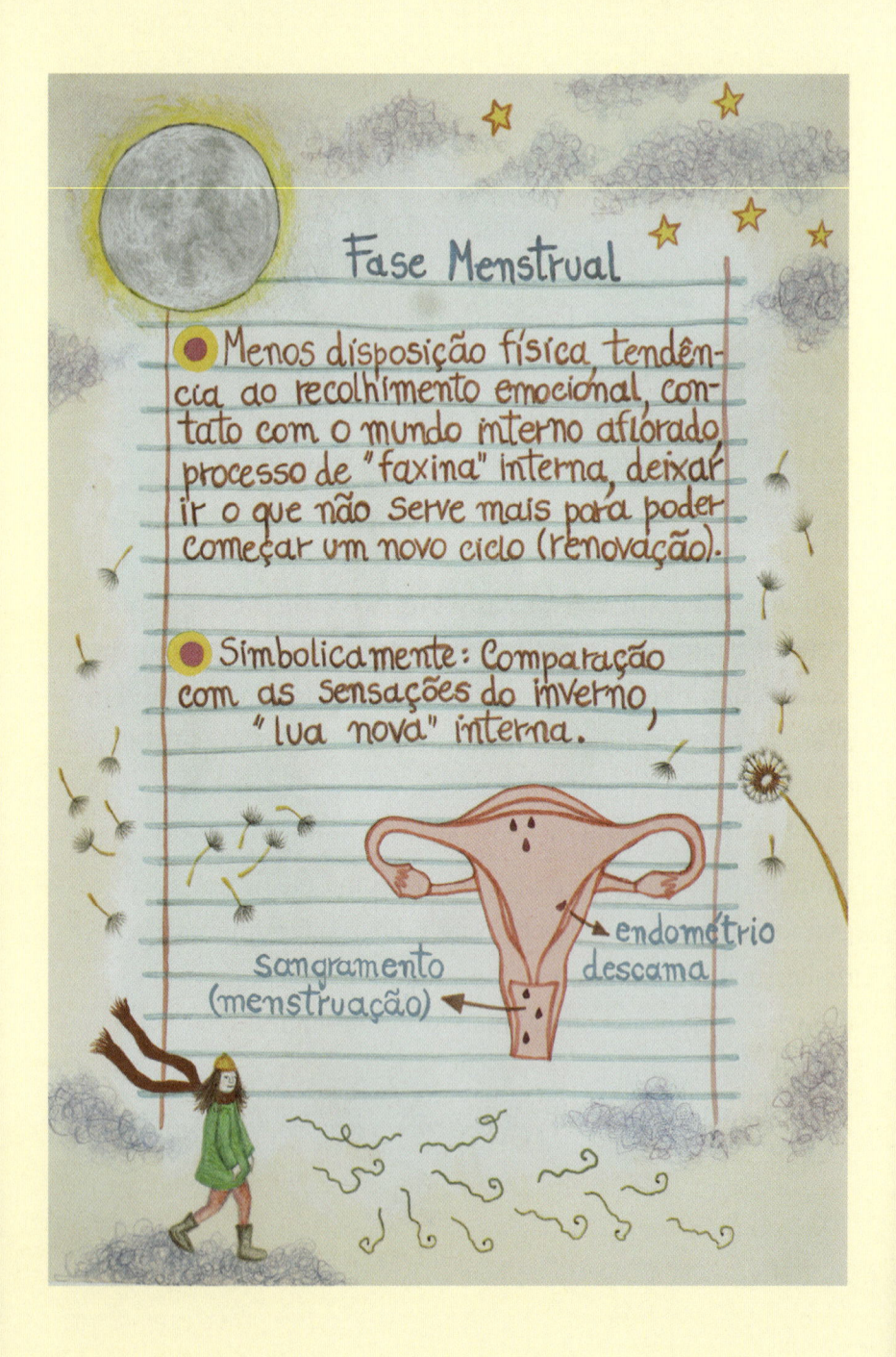

- Menos disposição física, tendência ao recolhimento emocional, contato com o mundo interno aflorado, processo de "faxina" interna, deixar ir o que não serve mais para poder começar um novo ciclo (renovação).

- Simbolicamente: Comparação com as sensações do inverno, "lua nova" interna.

sangramento (menstruação)

endométrio descama

Capítulo **8**

# Encontros

**Avó e neta terminaram de lavar as verduras e foram** juntas à cozinha. Dona Lucila desligou o forno; a lasanha estava pronta e o cheiro despertou a fome de Alice. Sua mãe já estava a caminho, como dizia a mensagem no celular.

– Muito antigamente, as mulheres conviviam mais próximas umas das outras – retomou a avó. – Elas preparavam os alimentos juntas, lavavam roupas no rio, criavam os filhos todas ali pertinho e conversavam no dia a dia sobre os ritmos da vida e do corpo da mulher. Isso que eu e você estamos fazendo juntas hoje era comum no passado. É uma pena que as mulheres de hoje vivam tão distraídas na correria da vida moderna que deixem de experimentar momentos especiais como este.

Alice abraçou a avó e ficou aninhada no corpo dela por alguns segundos.

– Obrigada, vovó. Estou feliz por estar aqui hoje com você.

– Eu também, querida, no dia em que sua "lua" chegou – completou dona Lucila, referindo-se à primeira menstruação da neta. – Vejo muitas mulheres desprezando e reclamando do seu ciclo menstrual. Quando compreendemos e nos conectamos com nosso ciclo, tomamos consciência de todas as forças em suas diferentes fases, como o poder de criação, de renovação, de autoconfiança; o poder de cuidar, de transformar, de intuir e manter contato com nossos sentimentos. Assim nos tornamos capazes de acolher por inteiro e com alegria nossa condição de mulher.

Avó e neta sorriram em uma expressão de cumplicidade e afeto. Alice ficou intrigada:

– Vovó, você não fica mais menstruada, né?

– Não, Alice. Eu parei de menstruar quando tinha 53 anos. Foi minha menopausa, ou seja, minha última menstruação, quando terminou meu estoque de óvulos. E, mesmo estando consciente das mudanças no meu corpo, do meu ciclo menstrual ao longo da vida, foi um período difícil para mim. Precisei de tempo para me adaptar.

– Por que, vovó? Você sentia falta da menstruação?

– Foi estranho para mim, querida. Como vocês dizem, eu "curtia" perceber as diferentes fases do meu ciclo, e aí, de repente, deixei de ter ciclo. Fiquei perdida, parecia que eu estava vivendo uma noite escura, sem encontrar minha lua interna. Foi um tempo de despedida, até que consegui dizer adeus à fase de mulher cíclica e sentir gratidão por todos os ciclos vividos.

– Parece meio triste, vovó...

– Sim, Alice, foi um luto, uma despedida, como eu disse. Mas então descobri que, ao deixar de viver cada uma das fases do ciclo menstrual, a mulher na menopausa, a figura da anciã, está além das fases, ou seja, ela acaba incorporando todas as fases ao mesmo tempo. Descobri que eu me sentia plena, completa, em contato constante com meu mundo interior e com minha espiritualidade, fértil de ideias e com um desejo enorme de transmitir às mulheres mais jovens aquilo que eu havia aprendido.

— Exatamente como você está fazendo hoje comigo, né, vovó, me contando tudo isso.

Ouviram o carro de Inês estacionando na frente da casa. Alice foi receber a mãe na porta e encontrou-a com um olhar de orgulho e carinho. Inês abraçou a filha.

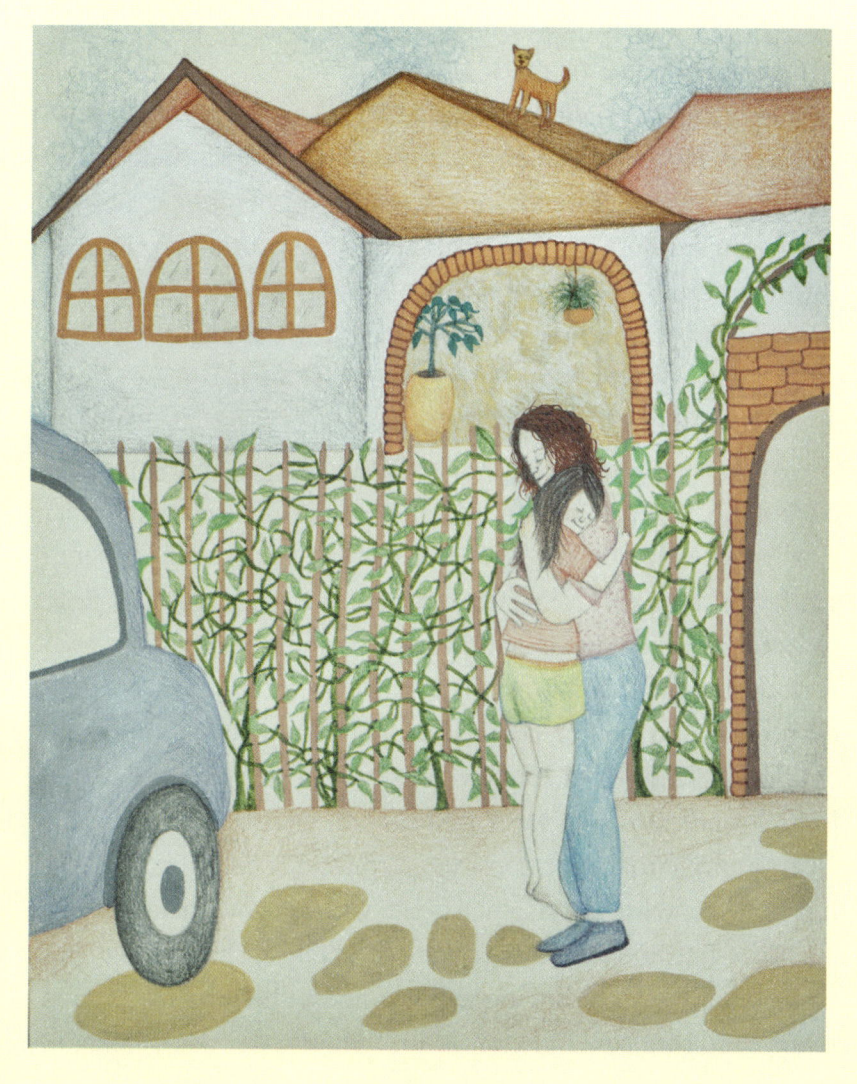

– Não acredito que minha menininha está virando mulher! Quando foi que isso aconteceu, filha? Que aquela garotinha de rabo de cavalo virou essa mocinha linda?

– Mãe, ainda sou eu do mesmo jeito, tá? Correndo atrás da bola de futebol como sempre fiz. Mas, talvez, com um pouco de *lip tint* – brincou, já que ultimamente vinha tentando compartilhar os batons e esmaltes da mãe.

– É, acho que já está na hora de providenciarmos sua própria maquiagem. Você ficou menstruada! Como está se sentindo, filha?

– Foi meio assustador, mas agora estou bem, mãe. A vovó conversou bastante comigo. Vamos continuar durante o almoço? Estou faminta!

Inês passou para Alice a sacola que trazia nas mãos.

– Trouxe os absorventes para você. Quer ajuda com eles?

– Acho que dou conta sozinha, mãe. Se precisar, eu chamo.

Alice deixou a mãe e a avó conversando na cozinha e foi para o banheiro. Resolveu tomar um banho rápido. Enquanto percebia a água descendo pelo corpo, fechou os olhos e se permitiu apenas sentir, tomando consciência de sua forma, de suas sensações. E, de repente, percebeu que já não pensava na menstruação com nojo nem como um incômodo desnecessário. Ainda era uma experiência nova, com a qual precisava se adaptar. Era preciso tempo para entender melhor o ciclo do seu corpo e de suas emoções, mas algo havia acontecido naquela manhã na casa da avó. Alice se sentia viva, de um jeito forte e consciente, conectada com todas as mulheres ao seu redor e com aquelas que viveram antes dela.

Era estranho se sentir em transição, já não apenas como menina, mas ainda não completamente como mulher, e percebeu que estava tudo bem conviver com as duas dentro de si. Alice enxugou o corpo e encarou o absorvente, acomodando-o na calcinha da melhor maneira que conseguiu. Tentaria se lembrar de procurar um modelo menor quando fosse comprar com a mãe.

Olhou-se no espelho e escovou os longos cabelos castanhos. Sorriu para si mesma antes de sair do banheiro, sentindo-se feliz por ser parte daquele universo feminino. Recordou que já havia sentido inveja dos meninos em alguns momentos. A vida deles parecia mais simples em vários sentidos. Mas hoje não. Hoje se sentia grata por ser mulher no ciclo da vida.

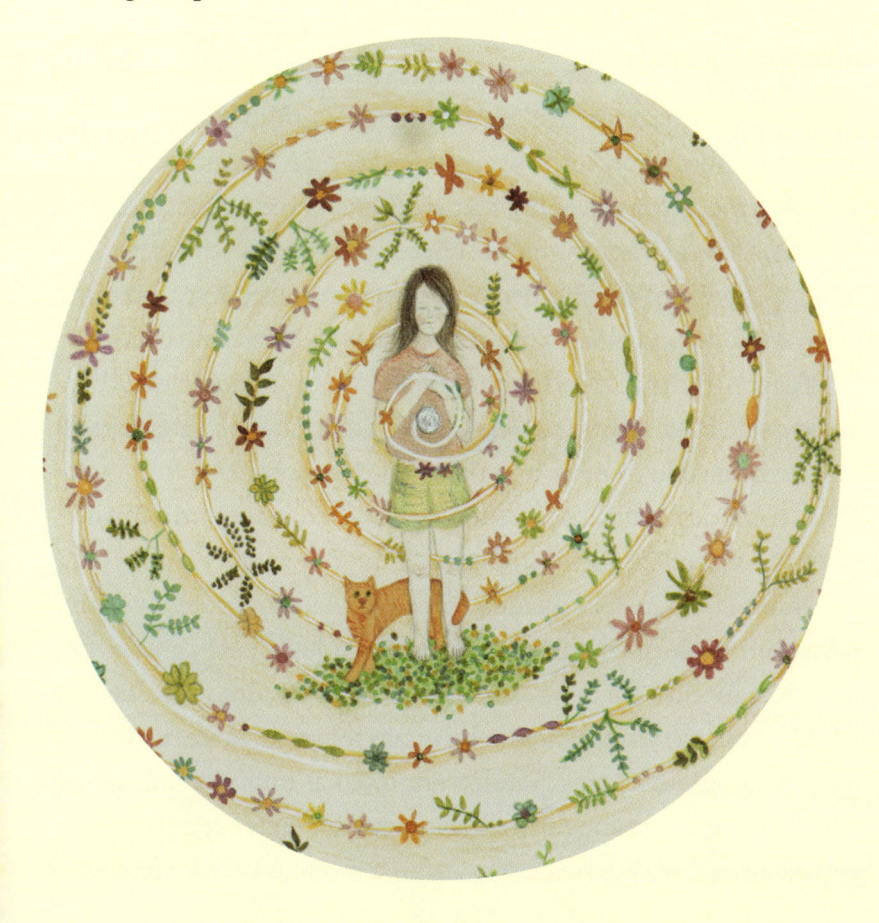

Alice encontrou a mãe e a avó já sentadas ao redor da mesa de madeira da cozinha. A lasanha e a salada pareciam apetitosas. As duas mulheres olharam para Alice com expectativa.

– Está tudo bem, consegui entender a complexa engenharia dos absorventes – disse a garota, e todas riram.

Alice sentou-se na cadeira entre a avó e a mãe. Ali, entre as duas gerações de mulheres que vieram antes dela na linha da vida, Alice se sentiu segura, como se tivesse os pés firmes fincados na terra. Almoçaram sem pressa, aproveitando cada momento daquele dia, daquele encontro.

Mais tarde, saborearam as jabuticabas no jardim, amarraram algumas orquídeas da avó no tronco do jasmim-manga e conversaram muito, sobre vários assuntos. A mãe contou sobre sua primeira menstruação, sobre como lidou com seu ciclo ao longo da vida, mas falaram também sobre a previsão de chuva para a noite e sobre um filme novo a que queriam assistir, e, por fim, Alice ajudou dona Lucila com o aplicativo de música do celular.

As três riram juntas, lembrando cenas da infância de Alice, algumas delas passadas naquela casa, naquele jardim. Saborearam bolo e chá gelado durante a tarde, na mesa no centro do caramanchão, com a toalha xadrez vermelha da avó, que recordava Alice dos muitos piqueniques feitos ali.

Já havia escurecido quando Alice e a mãe entraram no carro para ir embora. Alice acenou para a avó. Voltava para casa com o coração aquecido e a alma alimentada. Foi então que percebeu lá no céu a lua cheia, majestosa e baixa, do início da noite. E, dentro de si, Alice sentiu apenas gratidão por todas as mulheres que antes dela contemplaram aquela mesma lua, em diferentes épocas e fases, como elos de um mesmo círculo, de uma mesma corrente da Vida.

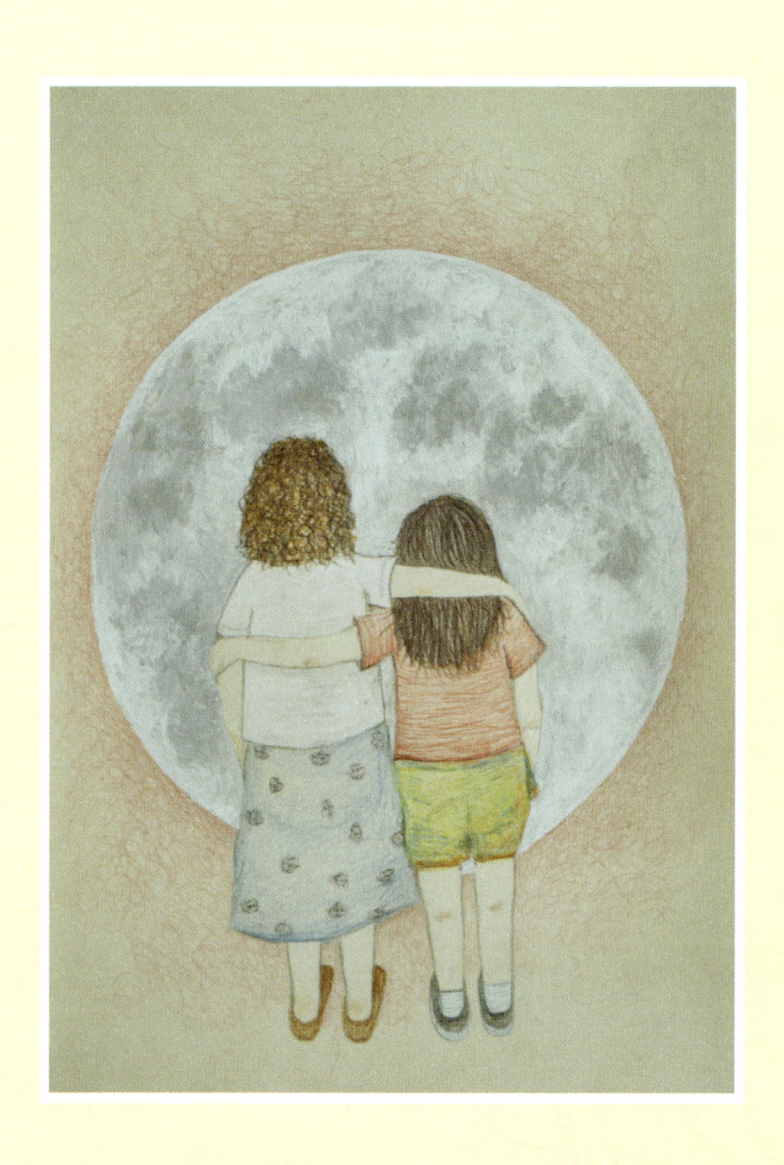

LUA

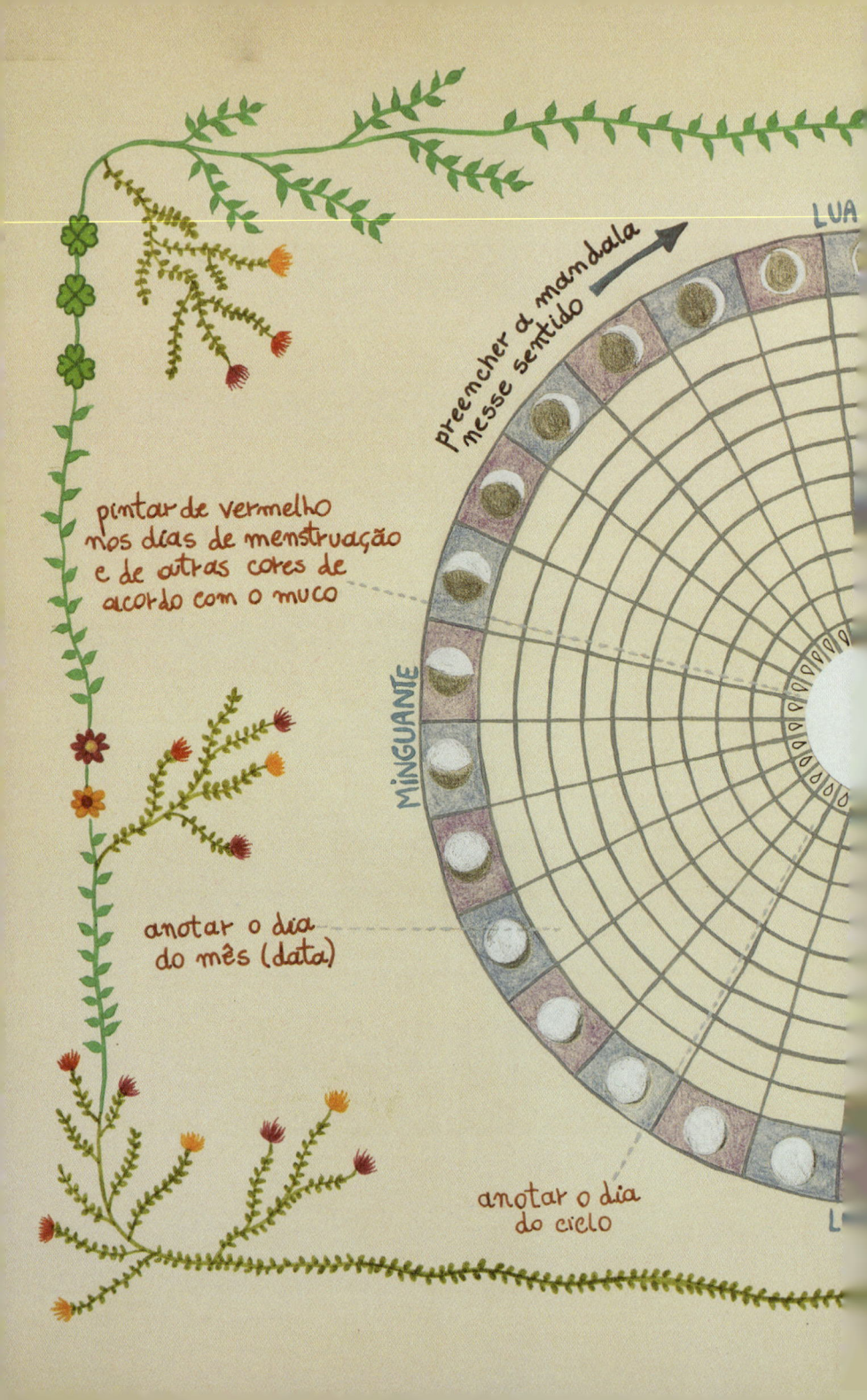

preencher a mandala nesse sentido

pintar de vermelho nos dias de menstruação e de outras cores de acordo com o muco

MINGUANTE

anotar o dia do mês (data)

anotar o dia do ciclo

LUA

## Agradecimentos especiais

Agradeço às mulheres inspiradoras que, ao longo da vida, me deram as mãos, ensinando-me a sororidade antes mesmo que eu ouvisse essa palavra. Esse livro foi tecido por todas nós.

Carol Petrolini

À Carol Petrolini, agradeço por me incluir nesta narrativa tão significativa, que agora também é parte de mim. Gratidão pela nossa irmandade entre palavras e imagens.

Laura Barbeiro

CRESCENTE

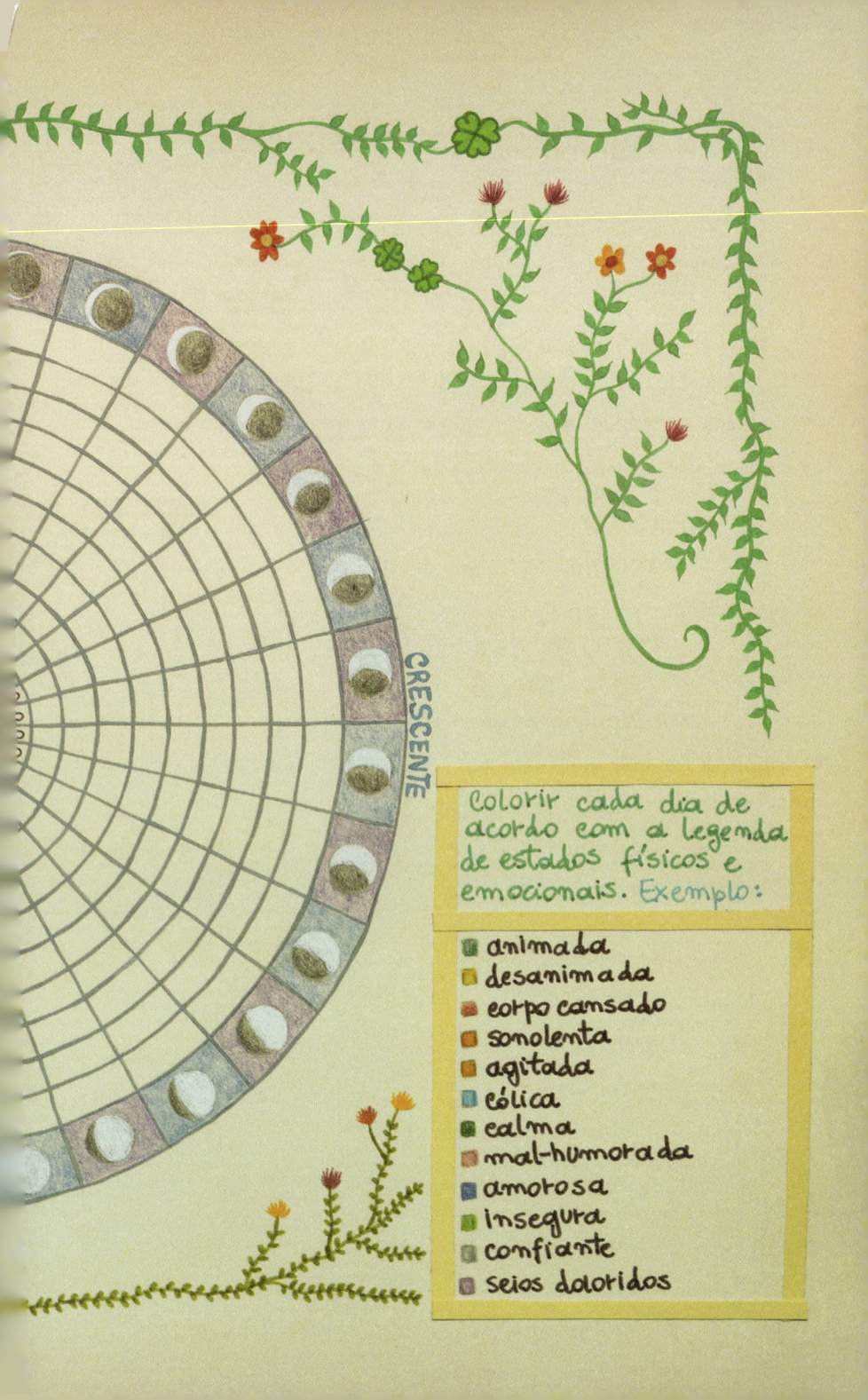

Colorir cada dia de acordo com a legenda de estados físicos e emocionais. Exemplo:

- animada
- desanimada
- corpo cansado
- sonolenta
- agitada
- cólica
- calma
- mal-humorada
- amorosa
- insegura
- confiante
- seios doloridos